社会福祉士シリーズ

社会福祉行財政
福祉計画

10

福祉行財政と福祉計画

[第4版]

福祉臨床シリーズ編集委員会編
責任編集＝池村正道

弘文堂

はじめに

　社会福祉シリーズ第10巻『福祉行財政と福祉計画』[第3版]は刊行からすでに3年が経過した。その間に社会福祉を取り巻く環境にも大きな変化がみられた。そこで[第3版]を全面改訂し、より一層の充実を図ることとした。急速な高齢化社会に直面してその対策の一環として1987（昭和62）年に社会福祉士制度が創設されて以来、社会福祉士はこれまで国民の福祉ニーズを支える重要な役割を担ってきた。また一方で「措置から契約へ」と言われるように社会福祉をめぐる状況にも大きな変化がみられた。

　2006（平成18）年12月に社会保障審議会福祉部会がとりまとめた「介護福祉士制度及び社会福祉士制度の在り方に関する意見」では、社会福祉士を取り巻く状況の変化に対して、社会福祉士の果たすべき役割は、①福祉課題を抱えた者からの相談に応じ、必要に応じてサービス利用を支援するなど、その解決を自ら支援すること、②利用者がその有する能力に応じて、尊厳を持った自立生活を営むことができるよう、関係する様々な専門職や事業者、ボランティア等との連携を図り、自ら解決できない課題については当該担当者への橋渡しを行い、総合的かつ包括的に援助していくこと、③地域の福祉課題の把握や社会資源の調整・開発、ネットワークの形成を図るなど、地域福祉の増進に働きかけること、であると提言した。

　この提言に従って、社会福祉士がこのような役割を果たしていくために必要な環境整備のため、2007（平成19）年に「社会福祉士及び介護福祉士法等の一部を改正する法律」が公布され、資格取得方法の見直しとあわせて、2009（平成21）年度から社会福祉士の養成課程の教育カリキュラムが見直された。

　そこで、[第3版]では、新しいカリキュラム中の「地域福祉の基盤整備と開発に関する知識と技術」という大括りの下に置かれた「福祉行財政と福祉計画」について説明を加えた。また、[第4版]では、[第3版]刊行後の制度の変更点や新たな制度についての説明を加え、社会福祉制度の理解を深めるために一層の充実を図った。

　この講座では、福祉の行財政の実施体制（国・都道府県・市町村の役割、国と地方の関係、財源、組織および団体、専門職の役割を含む。）について、福祉行政の実際について、および福祉計画の意義や目的、主体、方法、留意点についての理解が求められている。本書[第4版]では、12章立てで対応した。第1章では「福祉行政と国の役割」、第2章で

は「福祉行財政の動向」、第3章では「福祉行政と地方公共団体の役割」、第4章では「国と地方公共団体の関係」、第5章では「福祉の財源」、第6章では「福祉行政の組織および団体の役割」、第7章「福祉行政における専門職の役割」では福祉行政の実施体制や今後の動向などについて、第8章「福祉計画の意義・目的ならびに福祉行財政との関係」では、福祉計画の意義・目的・福祉行財政との関係について、第9章では「福祉計画の主体」、第10章では「福祉計画の種類」、第11章「福祉計画の策定と評価」では、福祉計画の主体とその種類、さらにその評価方法について、第12章「地方自治体における福祉計画の実際」では、長野県山ノ内町の実践例を通して福祉計画の実際についてそれぞれ解説した。各章の解説にあたっては、初版刊行後の法改正などを踏まえ、解説を行っている。本書［第4版］では、新たに「障害者（児）に関する福祉計画」「児童に関する福祉計画」「関連領域の行政計画」などについても解説している。

　各章の解説にあたって本書では、読者に広がりのある学習をしてもらえるように次のような点に留意した。

①授業の導入として、各章の扉に、その章のアウトラインを示したサマリーを設けた。

②各章の末尾に、その章の包括的なポイントをQ & A方式でまとめている。

③学習への関心を深めるため、各章の末尾に、その章に関連したトピックスをコラムにおいて採り上げたほか、理解を深めるための参考文献を挙げた。

④巻末に頻出する専門用語などを精選した「国家試験対策用語集」を掲載した。

　最後にこれからの日本の福祉社会において、社会福祉士の重要度はますます高くなると思われる。本書が、社会福祉士に必要な専門知識の習得の一助となることを切に願っている。

2020年2月

責任編集　池村正道

目次

第3章　福祉行政と地方公共団体の役割 ・・・・・・・・・・・・・・・・・ 29

第4章　国と地方公共団体の関係 ・・・・・・・・・・・・・・・・・・・・・ 55

福祉行財政と福祉計画 （30 時間）〈社会福祉士国家試験 出題基準と本書との対応表〉

シラバスの内容　ねらい

- 福祉の行財政の実施体制（国・都道府県・市町村の役割、国と地方の関係、財源、組織及び団体、専門職の役割を含む。）について理解する。
- 福祉行財政の実際について理解する。
- 福祉計画の意義や目的、主体、方法、留意点について理解する。

含まれるべき事項　大項目	想定される教育内容の例　中項目	小項目　（例示）	本書との対応
1 福祉行政の実施体制	1) 国の役割	● 法定受託事務と自治事務 ● その他	第1章
	2) 都道府県の役割	● 福祉行政の広域的調整、事業者の指導監督 ● その他	第3章
	3) 市町村の役割	● サービスの実施主体、介護保険制度における保険者 ● その他	第3章
	4) 国と地方の関係	● 地方分権の推進 ● その他	第4章
	5) 福祉の財源	● 国の財源 ● 地方の財源 ● 保険料財源 ● 民間の財源 ● その他	第5章
	6) 福祉行政の組織及び団体の役割	● 福祉事務所 ● 児童相談所 ● 身体障害者更生相談所 ● 知的障害者更生相談所 ● 婦人相談所 ● 地域包括支援センター ● その他	第6章
	7) 福祉行政における専門職の役割	● 福祉事務所の現業員、査察指導員 ● 児童福祉司 ● 身体障害者福祉司 ● 知的障害者福祉司 ● その他	第7章
2 福祉行財政の動向	1) 福祉行財政の動向		第2章
3 福祉計画の意義と目的	1) 福祉計画の意義と目的		第8章
	2) 福祉計画における住民参加の意義		第8章
	3) 福祉行財政と福祉計画の関係		第8章
4 福祉計画の主体と方法	1) 福祉計画の主体		第9章
	2) 福祉計画の種類	● 地域福祉計画、老人保健福祉計画、介護保険事業計画、障害福祉計画 ● その他	第10章
	3) 福祉計画の策定過程	● 問題分析と合意形成過程 ● その他	第11章
	4) 福祉計画の策定方法と留意点		第11章
	5) 福祉計画の評価方法		第11章
5 福祉計画の実際	1) 福祉計画の実際		第12章

注) この対応表は、厚生労働省が発表したシラバスに社会福祉振興・試験センターの「社会福祉士国家試験 出題基準」を反映した内容が、本書のどの章・節で扱われているかを示しています。
全体にかかわる項目については、「本書との対応」欄には挙げていません。
「想定される教育内容の例」で挙げられていない重要項目については、独自の視点で盛り込んであります。目次や索引でご確認ください。

第1章 福祉行政と国の役割

1

国などの公的主体が社会福祉の責任を負う根拠は
国民の生存権を規定する憲法25条があることを理解する。

2

社会福祉の公的主体として国と地方公共団体があるが、
両者の関係は地方分権改革によって、
上下・主従の関係から対等・協力の関係へと変わっている
ことについて理解する。

3

社会福祉基礎構造改革などにより、
社会福祉のあり方も変化してきている。
その変化の中における国の役割を理解する。

1. 社会福祉と日本国憲法

　貧困や疾病など個人の力では解決できない問題が生じた場合に、いったい誰がその人を支えていくべきなのであろうか。家族、コミュニティなどいろいろ考えられるが、まずはなぜ国が社会福祉の責任を負う必要性があるのかその法的根拠を考えてみることとする。

憲法25条
生存権

　憲法25条1項は、「すべて国民は、健康で文化的な最低限度の生活を営む権利を有する」と規定し、国民の生存権を明らかにしている。そして、1項の趣旨を実現するために同条2項が、「国は、すべての生活部面について、社会福祉、社会保障及び公衆衛生の向上及び増進に努めなければならない」と規定し、社会福祉の向上・増進における国の義務を明記している。ただし、2項における「国は」という文言には地方公共団体を含んだものであると解されている。

国の義務

　この生存権を規定した憲法25条の規定によって、国は一定の財やサービスの供給を確保し、社会福祉の責任を負うことになる。そこで憲法25条の規定する生存権の法的性格について考えてみよう。

　生存権は、1919年のワイマール憲法151条1項において「経済生活の秩序は、すべての者に人間たるに値する生活を保障する目的をもつ正義の原則に適合しなければならない」と規定されたのを嚆矢として、第2次大戦後には、福祉国家（社会国家）の理念の下、多くの西欧憲法において社会権の1つとして同様の規定が置かれたのである。

福祉国家（社会国家）
社会権

　この生存権の法的性格については、代表的な学説として3説がこれまで主張されてきた。プログラム規定説は、生存権規定は、個々の国民が裁判で請求できる具体的権利を保障したものではなく、国に対して国民の生存を確保すべき政治的・道義的義務を課したものであるとする見解である。抽象的権利説は、生存権規定は、裁判上請求できる具体的権利を保障したものではないが、国民は国に対して立法・予算などによって生存権実現に必要な措置を求める法的権利（抽象的権利）を持っており、生存権を具体化する立法が存在すれば、その解釈を通じて裁判によって違憲性を争うことができるとする見解である。具体的権利説は、生存権を具体化する立法が存在しない場合でも、国の不作為について違憲確認訴訟を提起できるとする見解である。

プログラム規定説

抽象的権利説

具体的権利説

　生活保護の水準が憲法の保障する「健康で文化的な最低限度の生活」を

維持するに足るものであるかどうかが争われた朝日訴訟最高裁判決（最大判昭和42・5・24民集21巻5号1043頁）は、生存権の法的性格について、直接個々の国民に対して具体的権利を賦与したものではないとして具体的権利性を否定したが、裁判規範性については否定しなかった。

このような国民の生存権の規定を受けて、憲法25条2項では社会福祉、社会保障および公衆衛生の向上・増進における国の義務を規定した。生活保護法がその目的規定において、「この法律は、日本国憲法第25条に規定する理念に基き、国が生活に困窮するすべての国民に対し、その困窮の程度に応じ、必要な保護を行い、その最低限度の生活を保障するとともに、その自立を助長することを目的とする」と規定しているのを典型として、児童福祉法、身体障害者福祉法、知的障害者福祉法、老人福祉法、母子及び父子並びに寡婦福祉法の福祉五法（生活保護法を含めた福祉六法）など、社会福祉の分野で生存権を具体化する諸立法が制定されているのである。

なお、社会福祉と憲法との関連を考える上では、「すべて国民は、個人として尊重される。生命、自由及び幸福追求に対する国民の権利については、公共の福祉に反しない限り、立法その他の国政の上で、最大の尊重を必要とする」として、個人の尊重・幸福追求権を規定する憲法13条についても留意する必要があろう[1]。

朝日訴訟

福祉五法

福祉六法

立法による生存権の具体化

幸福追求権

2. 国と地方公共団体

社会福祉における公的主体としての国と地方公共団体の関係はどのようなものであろうか。そこで、次に両者の関係を考えてみることとする。

A. 地方分権改革

1999（平成11）年の地方分権一括法（正式には「地方分権の推進を図るための関係法律の整備等に関する法律」）制定以前の地方自治法では、国と地方公共団体の関係は、中央集権的であり、上下・主従の関係であったといえる。それは、地方公共団体の事務の分類から見て取れる。すなわち、改正前には、地方公共団体の事務は、いわゆる機関委任事務と自治事務（団体事務）に大別することができた。機関委任事務とは、地方公共団体の機関が国または他の地方公共団体などの機関として事務を行うもので

地方分権一括法

上下・主従の関係

機関委任事務

自治事務（団体事務）

ある。機関委任事務は、都道府県の機関が行う事務の大半を占め、市町村でもその事務の3〜4割を占めていたとされる[(2)]。

　機関委任事務は、委任した国または他の地方公共団体の事務であって、実際に事務を行う地方公共団体の事務ではなかった。国の機関委任事務を行う際には、地方公共団体の長なども、国の下級行政機関という位置づけを与えられ、主務大臣の包括的な指揮監督権に服してきたのである。自治事務に対しては、条例制定権をはじめ地方議会の関与が認められていた一方で、機関委任事務に対しては、地方議会の条例制定権が及ばなかったのである（法令の委任に基づく委任条例の場合を除く）。機関委任事務では、地方公共団体は国の施策を実施するための出先機関と変わらなかったのである。

地方分権改革

対等・協力の関係

　地方分権改革では、国と地方公共団体のこのような上下・主従の関係を対等・協力の関係へ改めることがその目的とされた。そのために、地方分権一括法による地方自治法改正で、それまでの事務の分類が改められ、機関委任事務は廃止されることとなったのである。

機関委任事務の廃止

B. 自治事務と法定受託事務

自治事務

　改正地方自治法では、地方公共団体の事務は自治事務と法定受託事務に再編された。自治事務は、「地方公共団体が処理する事務のうち、法定受託事務以外のものをいう」（2条8項）とされる。改正前の地方自治法における自治事務は、地方公共団体の本来の目的の事務である公共事務（固有事務）、国または他の公共団体からの委任に基づく団体委任事務、および権力的事務である行政事務の3区分がなされていた。しかし、この事務区分は区別する実益がないとする見解が一般的であったため、現行の地方自治法では従前の3区分は廃止されている。自治事務は、その定義からわかるように法定受託事務の定義から考えなければならない。

法定受託事務

　法定受託事務を定義する地方自治法2条9項では、1号と2号に分けて規定が置かれている。「法律又はこれに基づく政令により都道府県、市町村又は特別区が処理することとされる事務のうち、国が本来果たすべき役割に係るものであって、国においてその適正な処理を特に確保する必要があるものとして法律又はこれに基づく政令に特に定めるもの」である第1

第1号法定受託事務

号法定受託事務と、「法律又はこれに基づく政令により市町村又は特別区が処理することとされる事務のうち、都道府県が本来果たすべき役割に係るものであって、都道府県においてその適正な処理を特に確保する必要があるものとして法律又はこれに基づく政令に特に定めるもの」である第2

第2号法定受託事務

号法定受託事務である。すなわち、第1号法定受託事務は、国から都道府県、市町村に処理させる事務であり、第2号法定受託事務は、都道府県から市町村に処理させる事務である。具体的には、地方自治法の別表第1と第2に、法律に定める第1号法定受託事務と第2号法定受託事務が掲げられている。

法定受託事務は、これまでの団体委任事務とは異なり、国等の事務が委託によって地方公共団体の事務になったものではなく、あくまで地方公共団体の事務である。地方公共団体の条例制定権は、自治事務と法定受託事務の両方について及ぶこととなった。

社会福祉の領域では、地方分権推進計画が示すメルクマールによれば、「生存に関わるナショナル・ミニマムを確保し、全国一律に公平・平等に行う給付金等に関する事務」や「全国単一の制度として、国が拠出を求め運営する保険及び給付金の支給等に関する事務」は、概して法定受託事務とされ、生活保護法における保護の決定・実施に係る事務などがそれに該当する。多くの事務は、地方公共団体が住民のニーズに柔軟な対応を可能なものとするため自治事務となっている。この自治事務と法定受託事務の2区分は、次にみる国の地方公共団体に対する関与の点で意味を持つことになる。

C. 地方公共団体に対する国の関与

機関委任事務制度の下では、地方公共団体は国の各省庁の省令や通達により助言、指導が行われていた。そこで、機関委任事務廃止後の地方自治法においては、地方公共団体に対する国の関与は、245条の2が「普通地方公共団体は、その事務の処理に関し、法律又はこれに基づく政令によらなければ、普通地方公共団体に対する国又は都道府県の関与を受け、又は要することとされることはない」として、関与の法定主義を明確にしている。これにより、省令や通達を根拠にした関与がなされたとしても、地方公共団体にはそれに従う必要はなくなったのである。

国による関与の類型は、同法245条が規定する。まず、同条1号に「助言又は勧告」、「資料の提出の要求」、「是正の要求（普通地方公共団体の事務の処理が法令の規定に違反しているとき又は著しく適正を欠き、かつ、明らかに公益を害しているときに当該普通地方公共団体に対して行われる当該違反の是正又は改善のため必要な措置を講ずべきことの求めであって、当該求めを受けた普通地方公共団体がその違反の是正又は改善のため必要な措置を講じなければならないものをいう）」、「同意」、「許可、認可又は

地方公共団体に対する国の関与

関与の法定主義

関与の類型

助言又は勧告

資料の提出の要求

是正の要求

同意

許可、認可又は承認

承認」、「指示」、「代執行（普通地方公共団体の事務の処理が法令の規定に違反しているとき又は当該普通地方公共団体がその事務の処理を怠っているときに、その是正のための措置を当該普通地方公共団体に代わって行うことをいう。）」という基本的な類型が列挙され、同条2号で「普通地方公共団体との協議」が、同条3号で「前2号に掲げる行為のほか、一定の行政目的を実現するため普通地方公共団体に対して具体的かつ個別的に関わる行為」が規定される。

同法245条の3第2項以下で、自治事務と法定受託事務それぞれに対する関与の基本類型および例外的な関与の類型が明確にされている。すなわち、自治事務においては、「助言又は勧告」、「資料の提出の要求」、「是正の要求」および「協議」が基本類型であり、「同意」、「許可、認可又は承認」、「指示」および「代執行」は例外的な関与とされる。法定受託事務においては、「助言又は勧告」、「資料の提出の要求」、「同意」、「許可、認可又は承認」、「指示」、「代執行」および「協議」が基本類型である。

このようなルールに従い、地方公共団体の行う事務に対して国の関与が行われるのであるが、この関与を適正なものとするために、総務省に国地方係争処理委員会が置かれている（地方自治法250条の7）。さらに、不服がある場合には、違法な国の関与の取消しまたは当該審査の申出に係る国の不作為の違法の確認を求めることができることになっている（地方自治法251条の5）。

3. 国の役割

最後に第2次大戦後の福祉国家間における国の役割を考えてみることとする。

第2次大戦後、すでにみたように、日本国憲法は基本的人権の尊重を基本原理とし、生存権についてもその25条で規定した。しかし当初、その対策は、低所得者層を中心とするものであった。その後、日本は高度成長期を迎え、産業構造の変化に伴い都市部への人口集中が進み、家族やコミュニティだけで対応できない問題が数多く発生するとともに、朝日訴訟により社会福祉に対する社会的関心も高まった。そこで、国もいわゆる社会福祉六法を制定し福祉政策の充実をはかるとともに、年金や健康保険についても皆年金・皆保険を導入するようになった。このように社会福祉の重

点は、救貧対策から一般の国民のニーズ中心とした対策へと移ってきていたのである。

1970年代に入ると、「社会福祉施設緊急整備5カ年計画」が1971（昭和46）年に実施されたほか、1972（昭和47）年には「児童扶養手当法」が設けられた。そして、「社会保障長期計画」において「成長から福祉へ」というスローガンが掲げられ「福祉元年」と呼ばれた1973（昭和48）年には、70歳以上の高齢者に対する医療費の公費負担の導入、厚生年金法・国民年金法改正による物価スライド制の導入などにより社会保障関係費の予算が増大したのである。

福祉元年

このように1973年に高福祉の機運は高まったものの、年末には石油危機によりインフレが深刻化し不況が日本を襲ったのである。そのため歳入不足に陥った政府は、社会福祉の見直しを行うこととなった。1979（昭和54）年に「新経済社会7カ年計画」を策定し、個人の自助努力と家庭や近隣、地域社会などの連帯を基礎として、適正な公的福祉を重点的に保障する「日本型福祉社会」が提唱されるのである。1981（昭和56）年から1983（昭和58）年にかけて政府に設けられた第2次臨時行政調査会は、「増税なき財政再建」を掲げ、「活力ある福祉社会の実現」を提言した。そして、1986（昭和61）年の「国の補助金等の臨時特例等に関する法律」などにより福祉施設の措置費などに関して国庫補助金の負担率の引下げも行われている。

社会福祉の見直し

日本型福祉社会

この社会福祉の見直しの流れは、国の財政負担の軽減を目的としたものであったが、社会福祉が低所得者層のような「社会的弱者」のみを対象としたものではなく、保育や介護に対する一般的ニーズへの対応が求められたことにもよることに留意する必要がある。

1990（平成2）年には、市町村の役割を重視した福祉サービス、福祉供給システムの多元化の観点から、老人福祉法、身体障害者福祉法、精神薄弱者福祉法（当時）、児童福祉法、母子及び寡婦福祉法（当時）、社会福祉事業法（当時）、老人保健法、社会福祉・医療事業団法（当時）のいわゆる「福祉関係八法改正」が行われた。少子高齢化が現実の問題となり、さまざまな改革が行われることとなる。

福祉関係八法改正

1997（平成9）年の児童福祉法改正による保育所の選択利用方式の導入に始まり、2000（平成12）年の社会福祉法成立（社会福祉事業法改正）による「社会福祉基礎構造改革」は、措置制度の利用（契約）制度化、利用者保護のための制度の創設、規制緩和、地域福祉を明確にした。2000年実施の介護保険、2006（平成18）年に実施された障害者自立支援法（障害者総合支援法）における利用手続もこの流れに沿ったものといえよう。

選択利用方式の導入

社会福祉基礎構造改革

地域福祉

障害者総合支援法

第2次大戦後の社会福祉の動向において顕著なのは、国・地方公共団体といった公的主体のみならず、地域住民、ボランティア団体、事業者などといったさまざまな主体による自助、共助、公助により地域の福祉を増進していくという点であろう。そして、公的主体においては、実際にサービスを提供する地方公共団体の役割強化（地方分権）である。社会福祉における地方の多様性・住民ニーズの反映という観点からは、この点は当然とも言える。このことはまた、すでにみた地方分権改革においても、国と地方公共団体の役割分担において考慮されている点である。地方公共団体については、地方自治法1条の2第1項が、「地方公共団体は、住民の福祉の増進を図ることを基本として、地域における行政を自主的かつ総合的に実施する役割を広く担うものとする」と規定する。一方、国の役割については、同条2項で、「国は、前項の規定の趣旨を達成するため、国においては国際社会における国家としての存立にかかわる事務、全国的に統一して定めることが望ましい国民の諸活動若しくは地方自治に関する基本的な準則に関する事務又は全国的な規模で若しくは全国的な視点に立って行わなければならない施策及び事業の実施その他の国が本来果たすべき役割を重点的に担い、住民に身近な行政はできる限り地方公共団体にゆだねることを基本として、地方公共団体との間で適切に役割を分担するとともに、地方公共団体に関する制度の策定及び施策の実施に当たって、地方公共団体の自主性及び自立性が十分に発揮されるようにしなければならない」と規定を置いているのである。

国と地方公共団体の役割分担

社会福祉における国の役割は、福祉制度の企画・立案にあると思われるが、その際留意する必要があるのは、地域間の格差への対応であろう。国が公的主体としての責任を放棄することがないよう、財源の保障を含め、社会福祉のあり方を今後とも構想していかねばならない。

注）
(1) 菊池馨実『社会保障の法理念』有斐閣, 2000, p.140.
(2) 宇賀克也『地方自治法概説（第6版）』有斐閣, 2015, p.121.

■ 理解を深めるための参考文献
● 坂田周一『社会福祉政策（第3版）』有斐閣アルマ specialized，有斐閣，2014.
　社会福祉政策をめぐる変化を概説している。
● 河野正輝『社会福祉の権利構造』有斐閣，1991.
　社会福祉の権利の再構成と最低基準保障の構築を試みるものであり、公的主体の役割
　を考える上で示唆に富む。
● ノーマン・ジョンソン著／青木郁夫・山本隆監訳『グローバリゼーションと福祉国家
　の変容─国際比較の視点』法律文化社，2002.
　「福祉の混合経済」を国際比較の視点から論じている。

ジェネリックポイント

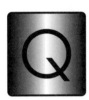 社会福祉の分野において「措置から契約へ」といわれる
ように利用者のニーズに沿ったサービスの提供が考えら
れていますが、社会福祉における公的主体の役割は変わ
ったのでしょうか？

 サービス提供も含めて行政主導であった措置制度の下で
の国や地方公共団体といった公的主体の役割と、民間事
業者もサービス提供を行い利用者の立場に立った仕組み
を持つ介護保険等の社会福祉制度の下での公的主体の役
割とは異なります。しかし、国民の生存権の保障に最終的な責任を持つの
は公的主体である国であり、その意味では公的主体の役割を担うことに変
わりはありません。今後とも重要なものであるわけです。

 規制緩和

　社会福祉の領域においても、規制緩和が行われ民間事業者の参入な
ど競争原理の導入が図られている。高齢者をはじめとして国民が良質
な福祉サービスを享受する可能性が拡大するという点では望ましいと
いえる。しかし、「市場の失敗」で主張されるように、事業の継続性
やコストによる対象の選別といった懸念も一方で存在する。福祉サー
ビスの質の向上のためにどのような制度を構築していくべきなのか、
私たち国民になお一層の検討が求められる。

第2章 福祉行財政の動向

1

福祉の行財政制度が運営される
枠組みとしての福祉国家について、
その歴史的展開についての理解を得る。
福祉国家がいつごろ、
どのような背景から始まり、
どう発展していったのかを理解する。

2

日本の福祉制度が経済状況の中で
どのように展開してきたかを理解していく。
また、政治情勢の変化と
福祉制度の改革の間に関係があることも理解する。

1. 福祉国家の歴史的展開

A. 福祉国家の始まり

　福祉国家とは、君主や貴族、富裕層や宗教団体などの慈悲による施しとしてではなく、国家の政策として各種の福祉サービスを行う国家である。その起源は、1536年ヘンリー8世の救貧法、1601年エリザベス救貧法といった英国の救貧制度に求められる。もっとも、これらの救貧制度の目的は貧困者の救済ではなく、貧困者による犯罪防止という社会秩序の維持にあったので、現代の福祉制度とは大きく異なっていた。現代の福祉国家は国民の生活を保障し、その福祉を実現するために公的扶助や社会保険といった多様な社会保障制度を維持し、そのための国家および地方公共団体の行政および財政の制度を用意するものである。

福祉国家
　この福祉国家という概念は、西欧の政治理論、国家理論では（少々強引な図式化であるが）初期近代・絶対主義時代の警察国家が近代市民革命後に夜警国家へと転換し、その後19世紀末から20世紀に入って現代の福祉国家に至るという展開の中に位置づけられる。近代以降の国家の変遷は、まず16世紀後半から18世紀にかけてその役割を担った警察国家に始まる。そこでは法的制限を受けない絶対的な権力を握った君主が、警察権力を用いて国民生活に規制を加え、同時に「公共の福祉」の内容を決定して（君主の視点から判断された）国民の福祉増進を行った。しかし、絶対主義時代の国家にはそもそも人権という観念がなく、国家権力による国民の自由への規制には法的な制限がなかった。その後、人権や権力分立を保障する政府と憲法を求めた市民階級が指導した市民革命が起こり、自由主義的な夜警国家[1]が生まれた。

公共の福祉

レッセフェール
laissez-faire

アダム・スミス
Adam Smith
1723〜1790
　市民革命後の近代自由主義国家（夜警国家）は、レッセフェール（自由放任主義）やアダム・スミスの「神の見えざる手」といった言葉に象徴されるような古典的自由主義の経済政策を採った。このことは、経済活動について政府は企業や個人の経済活動に干渉せず、市場内での企業や個人の自由な活動に委ねることを意味していた。それゆえ、社会内の経済格差や貧困には政府の政策として介入はしなかった（国民の生活保障は国家の任務ではなかった）。しかし、19世紀後半には経済格差や貧困の問題が深刻化してきた。当時の自由主義的国家はこれに対して効果的な対策をとらな

かったため、治安悪化や階級対立の激化、それらを背景とした社会主義運動の高揚が明らかな状況となった。ここに至って、治安悪化、社会不安は、政治的指導者にとっても無視できない段階となった。

ここで1つ注意すべきことは、当時の福祉の問題は貧困者に対する治安問題、社会主義運動への対策という性格もあわせ持っていたことである。ビスマルクによる各種社会保険立法は、疾病保険（1883年）、労働災害保険（1884年）、障害・老齢保険（1889年）などを創設したが、それらに先行して社会主義者鎮圧法（1878年）という治安維持立法も行われていた。このことを評してビスマルクの政策は「飴と鞭」（社会保障と治安立法のセット）と呼ばれた。

ビスマルク
Bismarck, Otto von
1815 ～ 1898

このように治安立法とのセットとしてではあるが、自由主義的なヨーロッパ諸国は徐々に社会保険や公的扶助を国の政策として採用し始め、福祉国家へと転換していくこととなった。こうして見るならば、夜警国家から福祉国家への転換は政治的指導者による意図的な国家の構造転換というよりも、貧困や経済格差といった社会問題に対する（他に選択の余地のない）対応の積み重ねによるものであったと言えよう。

社会保険

公的扶助

B.20世紀前半の福祉国家

福祉国家への構造転換は、20世紀前半に先進工業諸国全体を覆うこととなる。市場介入を避けてきた米国においても、1929年ニューヨーク証券取引所での株価大暴落がきっかけとなった世界恐慌への対応のためにニューディール政策を採ることとなった。当時の米国大統領フランクリン・ルーズベルトは、積極的な市場介入政策を採用し、公共事業による雇用創出を行った。さらに、1933年には連邦緊急救済法による生活困窮者の救済に着手し、1935年には社会保障法を制定し、連邦政府による老齢年金保険、州政府による失業保険と公的扶助を創設した。こうして米国も福祉国家への道を歩むこととなった。

ニューディール政策

ところで、この福祉国家という言葉は当時においては論争的な言葉だった。この言葉が一般化したのは、第2次世界大戦中の英国である。英国では、当時の敵国であったドイツに対して権力国家や戦争国家といったレッテルを貼り、これに対比して英国のあるべき姿を示す言葉が福祉国家であった[2]。敵国であるドイツを好戦的な軍事優先の国家であると規定し、自国である英国を国民の生活を保障する美しい国として飾ることで戦争に向けて英国国民を鼓舞する効果を狙ったものであった。

このように戦時中に論争的に用いられるようになった福祉国家という言

福祉国家
welfare state

権力国家
power state

戦争国家
warfare state

第2章 ● 福祉行財政の動向｜1・福祉国家の歴史的展開

葉であるが、第2次世界大戦後の世界では大きな意義を持つこととなった。戦後の先進工業諸国はさまざまな形をとりながらも、みな福祉国家への変容をさらに進めていった（または変容していくことを余儀なくされた）。現実の福祉国家が名実ともに福祉国家であるためには、多様な社会保障制度を用意することが必要となる。ここでいう社会保障制度とは、さしあたり「個人が保険料を出し合って集団でリスクに備える、という『リスクの分散』を基本原理とする『社会保険』と、税を財源とした『所得の再分配』を基本とする『福祉（公的扶助）』」(3)（強調原文ママ）の2つを含むものである。

21世紀の現在では先進工業諸国に限らず、多くの国がなんらかの形の社会保障制度を備えた福祉国家の体裁をとっている。

C. 第2次世界大戦から1950年

この時代は第2次世界大戦の復興期にあたる。この戦争では、米国を除いて多くの参戦国が甚大な戦争の被害を受けた。この時代では大きな人的物的被害からの回復がヨーロッパ諸国においても日本においても緊急の課題であったが、それへの回答が福祉国家であった。ところで、ダメージを受けた経済と社会を回復させる戦後復興の方策としての福祉国家というアイディアは、米英の政府の間ですでに大戦中から用意されていた。

大西洋憲章

1941年8月の大西洋会談において英国首相ウィンストン・チャーチルと米国大統領フランクリン・ルーズベルトが大西洋憲章に調印した。この憲章では大戦後の世界構想が明らかにされているが、その5条で経済協力の目的として「改善された労働条件、経済的進歩及び社会保障をすべての者に確保する」ことを挙げている。また、英国においては、1942年のベ

ベヴァリッジ報告

ヴァリッジ報告が健康保険、失業保険、年金などをその内容として含んでいた。そしてこのベヴァリッジ報告が、戦後の英国の「ゆりかごから墓場

ゆりかごから墓場まで

まで」という手厚い福祉国家のあり方を基礎づけ、さらに英国だけでなく、世界の福祉国家のあり方に大きく影響を及ぼした。

D. 1950年代から1960年代

福祉国家の黄金時代

この時代は福祉国家の黄金時代とも呼ばれる。それはこの時代の欧州諸国において、高度経済成長と福祉拡充が両立したという実態があったからである。この経済と福祉の両立という状況は、諸国の国民に対して「福祉制度の整備やそのための財政支出は経済成長にプラスとなる」という基本

的な国民的合意を定着させることになる。

　これは「高福祉高負担」の「大きな政府」が、高い経済水準と高い福祉
水準の両立モデルとして肯定的に捉えられたものである。このような福祉
国家のあり方はケインズ主義的福祉国家とも呼ばれる。これは社会保険や
公的扶助への財政支出が低所得層の購買力を高め、これに公共事業などの
積極的な財政政策、完全雇用を目指す雇用政策が合わさって、経済成長を
促すというケインズ主義的な経済政策を採用していたためである。そして、
このように経済政策が成功して経済が成長していたから、福祉への財政支
出が経済成長にプラスになるというイメージを定着させることとなった。

　この時期の福祉国家化についての研究として、アメリカのウィレンスキ
ーによる福祉国家収斂説（収斂理論）がある[4]。彼は、石油ショック後の
1975年に公刊された『福祉国家と平等―公共支出の構造的・イデオロギ
ー的起源』の中で、1966年のデータを使いながら、欧米先進諸国や社会
主義諸国からアフリカ諸国まで政治体制や経済発展の度合いを問わずに世
界の64ヵ国をとりあげて、福祉サービスへの支出について分析を行った。
ウィレンスキーによれば、国民総生産に対する福祉支出の比率は、政治体
制やイデオロギーの違い、軍事支出の大小などによってではなく、経済成
長の水準によって決定されるという。この理論によれば、どのような政治
体制の国であっても、経済発展が進めば福祉支出が増大し、福祉国家へと
転換することになる。つまり、経済が発展すれば、どのような国家も福祉
国家化していく（福祉国家に収斂していく）というのである[5]。

　福祉国家収斂説は、経済の発展水準が福祉への支出を決定するという側
面から、経済と福祉の両立を実証したものであった。その意味では、少な
くとも先進諸国では福祉の黄金時代という言葉には大きな説得力があった
と言えよう。しかし、そのような経済と福祉の両立する黄金時代は、1973
年の石油ショックによって終焉を迎える。

E.1970年代から1980年代

　1960年代までの福祉の黄金時代では、高度経済成長という好条件が福
祉への財政支出に国民的支持を動員する素地を作っていた。しかし、この
ような状態は1971年のニクソン・ショック、1973年の石油ショックによ
って崩壊する。1973年の第4次中東戦争、1978年のイラン革命による2
度の石油ショックによって、先進工業諸国がエネルギー源として依存して
いた中東の石油が急騰した。このため先進工業諸国は、急激なインフレと
低成長またはマイナス成長という深刻な経済危機に陥った。一例として、

大きな政府

ケインズ主義的福祉国家

ウィレンスキー
Wilensky, Harold L.
1923 ～ 2011

福祉国家収斂説（収斂理
論）

国民総生産
GNP: gross national
product

ニクソン・ショック

石油ショック

日本では 1974（昭和 49）年にマイナス成長（− 1.2％）を経験し、高度経済成長の終えんを迎えたことが挙げられる。このような経済状況は、福祉に対する諸国民の評価を大きく変化させることとなった。経済状況が悪化すれば、福祉への財政支出はその負担の重さがクローズアップされ、国民の中には福祉への否定的な感情が高まってきたのである。

また、この時期には「福祉国家の危機」論が広まった。福祉国家の危機は、1981 年の経済協力開発機構（OECD）の報告書のタイトルにもなった言葉である。これは、低成長時代の福祉国家においては福祉予算の占める割合が相対的に増加し、国民の側でも租税負担への抵抗感などから、福祉への財政支出に対して否定的な視点でみる傾向が高まることなどによって、福祉国家のあり方そのものが問題とされることを意味していた。

さらに 1970 年代の経済状況の悪化に対する政治的な反応として主要な先進工業諸国で保守政権が成立した。英国のマーガレット・サッチャー首相（1979 〜 1990 年）の保守党政権、米国のロナルド・レーガン大統領（1981 〜 1989 年）の共和党政権、日本の中曽根康弘首相（1982 〜 1987 年）の自民党政権、カナダのブライアン・マルルーニー首相（1984 〜 1993 年）の進歩保守党政権などである[6]。これらの保守政権の経済政策の基本的特徴は、民営化、市場活力重視、規制緩和などの諸政策からなる「小さな政府」を標榜する反ケインズ主義的な経済政策である。これは「福祉の黄金時代」にみられた「大きな政府」に対する反動であり、一般的に新自由主義と呼ばれている。この新自由主義の政策の 1 つとして社会保障の見直しが標榜され、多くの制度改革が各国において行われた。

英国、米国などの新自由主義的な政策は、所得税や法人税の減税、民営化、規制緩和、市場原理の導入などの諸政策によって、停滞した経済の立て直しに一応の成功を見せた。しかし同時に、福祉水準の切り下げや格差の拡大、貧困層の更なる困窮化などのマイナス面を生じさせた。

F.1990 年代から 2000 年代

先に見た先進諸国の保守政権の多くは、1990 年代後半に政権の座を野党に譲ることになる。米国では、レーガン政権の後、共和党ジョージ・H・W・ブッシュ（父ブッシュ）政権（1989 〜 1993 年）が続いたが、ビル・クリントン民主党政権（1993 〜 2001 年）に交代した。クリントン政権の福祉政策は、社会的弱者を福祉サービスに依存させるのではなく、教育支援や就労支援によって社会参加させるという自立型福祉を目指した。

英国ではサッチャーの後を次いだ保守党メージャー政権（1990 〜 1997

福祉国家の危機

経済協力開発機構
OECD: organization for economic co-operation and development

保守政権

民営化

市場活力重視

規制緩和

小さな政府

反ケインズ主義

新自由主義

自立型福祉

年）の後にブレア首相（1997 〜 2007 年）による労働党政権が成立する。ブレア首相は、かつての大きな政府でも、サッチャー政権の小さな政府でもない第三の道として、社会サービスの近代化を標榜した。この第三の道は、保守党政権の減税路線を継承しながら、低所得層に対する教育機会拡大や就労支援など社会参加を促す自立型福祉への転換を意味していた。これはサッチャー政権以前の労働党政権が、弱者に対する手厚い保護を行うことで福祉に依存する階層を作り出してしまい、社会の活力を損なうこととなった依存型福祉への反省によるものである。そして、自立型福祉重視の第三の道には米国クリントン政権の福祉政策の影響がみられる。

　このような米英両国の政権交代による政策転換は、小さな政府から大きな政府へ回帰するのではなく、小さな政府による福祉国家を目指すものであるという共通点をもっていた。

社会サービスの近代化

第三の道

依存型福祉

2. 日本の福祉行財政の歴史的展開

A. 明治期から 1945 年まで

　日本の近代化は、政治的には 1868 年の明治維新とそれによって成立した明治政府によって始められた。西洋列強諸国に比べて遅れてスタートした近代化ではあるが、社会福祉分野での政策の展開は比較的早く、1874（明治 7）年に救貧法として 恤 救 規則が制定された。しかし、同規則がカバーする範囲はそれほど広くはなく、救貧活動においては民間の社会事業活動家（ボランティア）に依存する部分が多かった。明治政府は、救貧分野よりも医療や保健分野に力を注いでいた。これは当時の医療や衛生の水準が低く、コレラなどの伝染病対策や国民の衛生知識の向上が社会防衛のためには急務であったことから、医療や保健に関する政策が救貧政策よりも重視されたことによる。また、この時期において、貧困問題はいまだ政府の政策によって解決されるべき問題と捉えられてはいなかったことも 1 つの要因であった。高齢者、病者などの扶養は、伝統的な醇風美俗として家族や親族による扶養や隣保相扶によって行われるものとされていた。

　しかし、大正期に入り大正デモクラシーの機運が高まると貧困問題は社会の篤志家による慈善活動で解決する問題ではなく、社会全体で解決すべき社会問題として考えられるようになった。政府もこれに対応し、内務省

恤救規則

伝染病対策

貧困問題

隣保相扶
地域共同体による相互扶助。

慈善活動

17

内に 1917（大正 6）年に救護課を設置した。これは 1919（大正 8）年には社会課に改称され、1920（大正 9）年に社会局に昇格した。これにより、貧困、失業、児童などの問題は国の政策の対象となった。ただし、伝統的醇風美俗としての家族、親族や地域共同体による扶養が基本とされ、また、19 世紀後半のドイツなどと同様に貧困者や失業者への救済というよりも、治安維持対策、社会主義運動対策としての性格が強かった。

昭和期に入ると 1927（昭和 2）年の世界恐慌に日本も巻き込まれ、貧困問題や社会問題はさらに深刻化する。これに対して政府は、1929（昭和 4）年に救護法を制定する（施行は 1932〔昭和 7〕年）。これは旧来の恤救規則に代えて、近代的な救貧制度を設ける必要に迫られたためである。同法によって、国家の義務としての救貧制度を市町村長を実施主体として実施することが定められた。ただし、同法においてもまだ家族、親族や地域共同体による扶養が基本とされたことに変化はない。

救護法

B. 終戦から 1950 年代まで

1945（昭和 20）年の終戦から日本は戦争によるダメージから立ち直るための努力を重ねることとなる。この時期は占領期でもあったため、日本の福祉政策は GHQ によって指導されることとなった。終戦直後の日本では国民生活は深刻な窮乏状態に陥っていた。戦争によるダメージは、孤児、寡婦、障害者などの被災者や失業者を大量に生み出し、その対策が求められた。GHQ は「救済並びに福祉計画の件」という覚書を日本政府に示し、これを受けて日本政府は 1946（昭和 21）年 4 月より「生活困窮者緊急生活援護要綱」を実施した。ここに戦後の福祉政策がスタートした。

その後、1946 年に旧生活保護法を制定して生活保護制度を創設した。さらに 1947（昭和 22）年に児童福祉法、1950（昭和 25）年には身体障害者福祉法と現行生活保護法が制定され福祉三法体制が成立した。また、これらの社会福祉法整備と平行して日本国憲法が 1946 年に制定され、その 25 条で「健康で文化的な最低限度の生活を営む権利」としての生存権を規定した。これにより戦後日本の生活保護制度は、この生存権理念に基づくものとして構築されることとなった。

この時期の生活保護制度は最低生活費算定としてマーケット・バスケット方式を採用した。十分な保護が行われたとは言いがたいが、当時の乏しい資源と厳しい財政状況では仕方がないと言わざるを得ないだろう。

GHQ: general headquarters
連合国軍最高司令官総司令部

生活困窮者緊急生活援護要綱

児童福祉法

身体障害者福祉法

生活保護法

福祉三法体制

生存権

マーケット・バスケット方式

C.1960年代から石油ショックまで

　1960年代に入ると、日本は高度経済成長期を迎える。この時期は先進諸国がみな高いレベルの経済水準と福祉サービスを実現していたが、日本は経済において諸外国以上の経済成長を実現した。この背景には、安価で良質な労働力、高い貯蓄率、円安の固定相場制、安価なエネルギー源としての石油などとともに、日本政府のケインズ主義的経済政策の成功があった。

　これに対して福祉分野ではそれほど高いレベルの保障がなされたと評価されることはない。先述のウィレンスキーの研究では1966（昭和41）年時点の日本の社会保障支出の対GNP比は6.2であり、これは西独の19.6、英国の14.4、米国の7.9に比べると見劣りする数値であった[7]。しかし、このような低比率の社会保障支出は、60年代の自由民主党政権の再分配政策と関連しているので注意が必要である。自由民主党の池田勇人内閣（1960～1964年）は経済政策としては所得倍増計画を掲げ、労働政策においては労使協調路線を採用した。これによって高度経済成長を実現するとともに、年功賃金、終身雇用、企業別組合を構成要素とする日本的雇用慣行による雇用の保障を通じた分配によって、国民の生活保障を図った。また、「国土の均衡ある発展」をスローガンとして、地方への公共事業や米価の高値維持などによって都会と地方の経済格差を是正していった。

　このような自民党の政策は、所得の高低という経済的な格差を社会保障支出で是正するのではなく、公共事業などを通じた所得再分配で是正を行うものであった。それゆえ、高い経済水準と低い社会保障支出という組み合わせは日本独特のものであった。しかし、それでも国民の中に経済格差への不満がそれほど高まらなかったのは、当時の経済成長による楽観的なムードと2％台という極めて低い失業率にみられる高い雇用保障による再分配政策の効果であろう。

　福祉政策の分野では、1960（昭和35）年に精神薄弱者福祉法（1998〔平成10〕年に知的障害者福祉法に改称）、1963（昭和38）年に老人福祉法、1964（昭和39）年に母子及び寡婦福祉法（2014〔平成26〕年に母子及び父子並びに寡婦福祉法に改称）が相次いで制定され、先の福祉三法とあわせて福祉六法体制が成立した。また、この時期は高度経済成長に伴う大きな社会変動の時期でもあった。工業化、都市化、核家族化などの変化は、日本社会の伝統的な構造を大きく変化させた。そのような経済、社会の変動期に日本の福祉制度の基本的な整備が進むこととなった。

社会保障支出

所得倍増計画

労使協調路線

知的障害者福祉法

老人福祉法

母子及び父子並びに寡婦福祉法

福祉六法体制

D. 石油ショックから 1970 年代まで

　高度経済成長期から続く与野党の対立の中で、医療保険、年金、生活保護などの社会保障諸分野の水準向上が大きな政治的争点となっていた。これに対応するために田中角栄内閣（1972 ～ 1974 年）は、1973（昭和 48）年を福祉元年として社会保障制度の水準向上を実施した。これには老人医療費無料化などの健康保険制度改革、年金給付水準引き上げなどが含まれた。

　しかし、先に見たように 1960 年代の高度経済成長は日本においても 1971（昭和 46）年のニクソン・ショックと 1973 年の石油ショックによって終えんする。特に石油ショックによる原油価格の高騰は日本経済に深刻な影響を与え、戦後初めてマイナス成長を経験することとなった。

　このような経済状況を背景に、税収が減少し、社会保障支出が急増した。1973（昭和 48）年度の予算編成では対前年度比 37.4％という税収増に恵まれたが、1974（昭和 49）年度では 12.6％の税収増となり、1975（昭和 50）年度にはマイナス 9.1％に落ち込んだ。これに対して社会保障支出は 1974 年度、1975 年度ともに対前年度比 35％の伸びを見せた[8]。1970 年代後半には国債発行額が 10 兆円を超え、国債依存度が 30％を超えた。深刻

な赤字財政に対しては、財界や大蔵省（現財務省）から「増税なき財政再建」が主張され、そのための財政支出見直しが迫られることとなる。

E.1980 年代

　1970 年代後半の経済状況、財政状況を受けて政府の経済政策全般が見直されることとなった。この時期には「増税なき財政再建」が求められ、

財政改革、税制改革など「改革」という言葉が政治や行政、財政を語る際に広く一般的に用いられるようになった。そして、そのような改革の波は社会保障制度にも及ぶこととなった。

　1981（昭和 56）年に第二次臨時行政調査会（第二臨調）は第一次答申

の中で「活力ある福祉社会の実現」を基本理念として掲げた。この答申では、家族、地域、企業などの役割を重視した福祉社会像を肯定した上で、個人の自立・自助の精神に立脚した家庭や近隣、職場や地域社会での連帯を基礎とした福祉実現が主張された。そして、同答申では医療、年金などの水準引き下げも求められていた。結果としてこの答申は、政府の政策として実施されることとなった。まず、1982（昭和 57）年制定の老人保健法

により患者の一部負担が導入され、次に 1984（昭和 59）年の健康保険法改正により被保険者の一割負担など患者の負担が増え、1985（昭和 60）年

には基礎年金制度導入とともに年金給付水準の引き下げが行われた[9]。

　なお、この時期の税制改革における最大のテーマの1つが間接税導入であったが、これは1988（昭和63）年に所得税、法人税の減税とあわせて、消費税（税率3%）という形で導入されることとなった。

3. 日本の福祉行財政の今後

A. 1990年代の構造改革

　1980年代後半以降「改革」という言葉がブームとなる。税制改革は消費税導入によって一応の到達点に達したが、リクルート事件や佐川急便事件などの政治腐敗によって政治改革が一大テーマとなる。政治改革関連法案の不成立によって宮澤喜一内閣（1991～1993年）は内閣不信任案を可決され、1993（平成5）年以降の政界再編と非自民連立政権（1993～1994年）の成立につながった。自民党は日本社会党、新党さきがけと結んで連立政権を成立させて政権に復帰したが、この政界再編期を境として構造改革がさかんに主張されることとなる。

　この時期の構造改革論は、「日本的経営や長期的雇用慣行を支えてきた金融システムや、地方への利益誘導を可能にした経済構造、財政構造そのものの改革を打ち出すもの」[10]という特徴を持っていた。このような構造改革は、福祉とともに戦後日本の生活を保障してきた雇用のあり方そのものを全体として変えていくものであった。

　この構造改革の先鞭をつけたのは、橋本龍太郎内閣（1996～1998年）であった。1996（平成8）年の自民党行革本部による「橋本行革の基本方向について」は、時代環境の変化に対応して、「わが国がこれまで依拠してきた価値観とそれに基づくシステム」に転換を図るとした。1997（平成9）年に成立した財政構造改革法では、2003（平成15）年度までの毎年度赤字国債発行削減をはじめとして、公共事業費削減や社会保障支出の制限などを盛り込んだ。しかし、参議院選挙大敗後に成立した小渕恵三内閣（1998～2000年）によってこの財政構造改革法は廃止された。

B. 2000 年代

橋本内閣による構造改革が頓挫した後、構造改革を進めたのは小泉純一郎内閣（2001 ～ 2006 年）だった。「構造改革なくして景気回復なし」をスローガンに構造改革に着手した小泉内閣の政策は、基本的には新自由主義的な性格を備えていた。道路関係 4 公団、石油公団、住宅金融公庫などの民営化や最大のテーマとした郵政民営化は、「小さな政府」への転換を実現するものだった。また、各種の規制緩和も同様に民間活力を活性化して景気回復につなげようという政策だった。さらに公共事業の削減を行うことは「小さな政府」実現の一環であったが、これは戦後の自民党政権下で公共事業による再分配に依存してきた地方経済を悪化させ、東京と他の地方との格差を拡大させたために「地方切り捨て」と批判された。

社会保障分野では、年金改革や医療制度改革を行った。年金改革では基礎年金の国庫負担割合を 2004（平成 16）年から 2009（平成 21）年にかけて 3 分の 1 から 2 分の 1 への引き上げ、保険料水準固定方式やマクロ経済スライドの導入などを行った。また、医療制度改革では、被保険者や 70 歳以上の高額所得者の負担額をそれぞれ 3 割に引き上げることなどを行った。

C.「ポスト小泉」時代

小泉政権下において、経済格差の拡大が生じたことは明らかである。ワーキングプア、格差社会、派遣切りなどの言葉が一般に定着したことは、日本的雇用慣行が根本的に崩壊したことの現れである。このことは、戦後の日本社会において福祉とともに国民の生活保障を提供してきた雇用のあり方を根本的に変えてしまったため、国民の生活保障そのものがその基盤を失ってしまったことを意味している。

この時期の日本の福祉行財政は、小泉政権退陣後、安倍晋三内閣（2006 ～ 2007 年）、福田康夫内閣（2007 ～ 2008 年）と短期政権が続き、政治情勢が不安定であるため、不確定要素が多かった。これは、福田康夫内閣や麻生太郎内閣（2008 ～ 2009 年）が公共事業による財政出動や景気対策優先といった構造改革見直しの傾向を示したからである。

21 世紀の日本社会の基本的特徴として、戦後から継続する都市化、産業化の流れはさらに進展するであろう。また、20 世紀末から明白になってきた人口減少社会、少子高齢社会、情報社会、男女共同参画社会の到来、家族構造の変化、地域社会の崩壊、日本的雇用慣行の崩壊、国際化なども

これからの福祉行財政に影響を与えざるを得ない。そして、2007（平成19）年秋以降のアメリカ金融危機に由来する世界同時不況が、失業率上昇や賃金引き下げを招くことは明らかであり、この意味でも社会保障費増大は避けられない。

D. 民主党政権時代

2009（平成21）年8月の衆議院総選挙の結果、民主党が大勝して政権交代が行われた。民主党・社民党・国民新党による連立政権の鳩山由紀夫内閣（2009～2010年）が成立した。民主党のマニフェストを実現するために、「コンクリートから人へ」をスローガンとした2010（平成22）年度予算は前年度に比べて4.2%増大し、一般会計92兆2,992億円となった。これは公共事業関係費を削減し、社会保障関係費や文教・科学振興費を増額して編成されたためである。この年度の社会保障関係費は前年度より9.8%増えて、27兆2,686億円となり、一般会計歳出総額の29.5%を占めた。

鳩山内閣は首相らの政治資金問題、普天間基地移設問題による社会民主党の連立離脱などから総辞職し、2010（平成22）年6月に菅直人内閣（2010～2011年）が成立した。菅内閣も基本的には社会保障拡充政策をとったため、2011（平成23）年度予算は一般会計92兆4,116億円、社会保障関係費は28兆7,079億円（一般会計歳出総額の31.1%）となり、増加傾向を続けた。

民主党と国民新党の連立政権も不安定状態が続き、2011（平成23）年9月に野田佳彦内閣（2011～2012年）が成立した。野田内閣による2012（平成24）年度予算は、一般会計90兆3,339億円、そのうち社会保障関係費26兆3,901億円（一般会計歳出総額の29.2%）となった。この年度の予算では社会保障関係費は前年度に比べて抑制されたこととなる。さらに、2012年8月社会保障・税一体改革関連法が成立した。これは消費増税法（現行5%の消費税を2014年4月に8%、2015年10月に10%に引き上げ）を柱とし、あわせて年金、医療などの制度改革を議論する社会保障制度改革国民会議を創設する社会保障制度改革推進法など8本からなる法律である。

社会保障・税一体改革関連法

社会保障制度改革推進法

E. 第二次安倍政権とアベノミクス

2012（平成24）年12月の総選挙の結果、自民党と公明党の連立政権として第二次安倍政権が成立した。さらに、2013（平成25）年7月の参議

院選挙でも連立与党は勝利し、過半数を占めることとなった。このため、衆議院と参議院で多数派が異なる「ねじれ国会」現象は解消された。そして、2014（平成26）年11月の衆議院総選挙、2016（平成28）年7月の参議院選挙、2017（平成29）年10月の衆議院総選挙、2019（令和元）年7月の参議院選挙と自公両党は勝利し、安倍政権は続いている。

　第二次安倍政権はその主要な政策スローガンとしてアベノミクスを掲げている。これは、①大胆な金融政策、②機動的な財政政策、③民間投資を喚起する成長戦略という「三本の矢」と呼ばれる経済政策によって構成されている。このアベノミクスの中には社会保障政策は含まれていない（その意味では後述する自由主義レジームを志向するものとなっている）。そこでは、社会保障費の負担によって悪化した財政を立て直し、市場経済の活力を刺激して経済成長を実現することが主眼であり、その結果として年金、健康保険、介護保険等を中心とした社会保障制度の安定化が実現するとされている。

　そのような安倍政権下でも、若者・高齢者・女性・障害者の雇用促進は進められ、2014（平成26）年の雇用保険法改正では育児休業給付、教育訓練給付、再就職手当の拡充がなされた。また、非正規雇用労働者の雇用条件改善のために、2015（平成27）年にはパートタイム労働法が施行されている。

F. 今後の可能性

　政権交代後も首相が毎年変わる不安定な政治情勢のため、日本の行財政の今後について具体的なあり方を述べるのは不可能である。ここでは、デンマークの社会学者エスピン-アンデルセンの福祉レジーム論を紹介しながら、これからの日本の福祉行財政が向かう可能性について検討したい。

　エスピン-アンデルセンは『福祉資本主義の三つの世界—比較福祉国家の理論と動態』の中で脱商品化と社会的階層化[11]を指標として、西側先進諸国の福祉国家のあり方を社会民主主義レジーム、自由主義レジーム、そして保守主義レジームの3タイプに分類した。

　まず、社会民主主義レジームにはスウェーデンなど北欧諸国の社会民主主義政権が続いた国々が該当する。ここでは脱商品化は高レベルであり、階層化は低レベルである。これは福祉の給付水準が高いために人びとの生活は市場に依存する必要が低く、またすべての人びとを対象とした福祉制度であるから社会的な格差を固定することが少ないからである。

　次に、自由主義レジームである。これは労働運動やキリスト教民主主義

エスピン-アンデルセン
Esping-Andersen,Gøsta
1947～

福祉レジーム論

脱商品化

社会的階層化

社会民主主義レジーム

自由主義レジーム

や保守主義の伝統を持たない社会で形成された、市場原理の強い福祉レジームである。これにはアメリカなどアングロ・サクソン諸国が分類される。この自由主義レジームでは脱商品化の度合いは低く、社会的階層化の度合いは高い。これは、福祉の給付水準が比較的低いために市場に依存せずには一定レベルの生活を保つことが難しく、企業や民間サービスによる福祉に依存せざるを得ないことによる。また、生活困窮者を対象とするミーンズテストを伴う公的扶助の比率が高いため、社会的階層を固定する作用を果たすことが多いという特徴がある。

ミーンズテスト

　そして、保守主義レジームにはキリスト教民主主義やコーポラティズムの伝統が強く、家族や地域社会のつながりも強いドイツなどのヨーロッパ大陸諸国が分類される。保守主義レジームでは、脱商品化の指標は他の2つのレジームの中間レベルとされる。これは、家族や地域のつながりが強いために市場に依存する度合いは中程度だからである。そして、社会的階層化の指標については、職業別・産業別に整備された社会保険が存在するため高レベルとされる。

保守主義レジーム

　このようなエスピン-アンデルセンの類型論は、福祉国家を巡る議論を精緻なものへと発展させた。しかし、この図式の中で戦後日本の福祉レジームがどこに分類されるかについては、明確な位置づけが困難である。日本は福祉の給付水準が高くないため、社会民主主義レジームには分類しがたい。また、市場原理を強調する構造改革の時代を10年あまり経験したとはいえ、今でもアメリカ的な市場主義には抵抗が強く、また国民皆年金や国民皆医療保険の制度を実現している日本では自由主義レジームに分類するのは無理である。そして、保守主義レジームについていえば、家族や地域社会の絆の重視などの伝統的道徳や職業別の社会保険、「男性稼ぎ主」型家族への依拠、規制された労働市場・長期雇用の慣行等の制度的特徴[12]という点では適合的であるように見える。しかし、家族構成の変化や地域社会の崩壊などの、現代日本社会の特徴は保守主義レジームからも距離のあるものとなるであろう。この傾向は民主党政権から自民党政権復帰を経ても基本的には変わっていない。

国民皆年金

国民皆医療保険

　最後に、日本の福祉行財政制度が、今後は上記の3類型のいずれにも向かう可能性があることを指摘して結びとしたい。今後の制度改革によって高い給付水準を実現して、福祉による階層化を避ける仕組みを実現できれば、日本は社会民主主義レジームに近づくであろう。また、市場原理の導入をさらに推し進め、民間による保険やサービスの比重を高めていけば自由主義レジームに接近することとなる。そして、家族の絆や地域社会の再生または再形成に成功すれば（キリスト教的伝統が存在しないとはいえ）

25

保守主義レジームに近づくであろう。

　以上の3類型のどの類型が最も実現可能であるかは、先に見た社会変動と「改革」の今後の展開次第である。しかし、このように日本の福祉行財政のあり方についての指針として3つの類型を利用し、福祉をめぐる政策がどのような方向に日本の福祉レジームを導くのかを分析していくことは、日本の福祉に関係する人間にとっては意義を持つ作業であろう。

注）

(1) 近代自由主義国家の別名として夜警国家の呼称が用いられることが多い。この夜警国家（Nachtwächterstaat）という言葉は、19世紀ドイツで活躍した社会民主主義者フェルディナンド・ラッサールが、批判的意味を込めて用いたことに由来する。ラッサールは、近代自由主義国家はその任務を市場によって供給不可能な国防、外交、治安維持など最小限度の機能に限定しており、社会政策や経済政策などを行わないため、現実の社会問題や経済格差には対策をとらない。それゆえ、市民が寝静まったのちに活動する夜警のようであると批判した。

(2) 戦争中は福祉国家の敵方とされたドイツも、戦後は福祉国家の道を歩んでいる。しかし、ドイツでは福祉国家を呼ぶ際に「福祉国家（Wohlfahrtsstaat）」という言葉は使わず、「社会国家（Sozialstaat）」という言葉を使う。この社会国家という言葉は、英語由来の福祉国家と基本的に同じ意味である。今日の日本でも、学問的にドイツの影響を受けた学者は社会国家という言葉を使うことがある。

(3) 広井良典『日本の社会保障』岩波書店，1999，p.3.

(4) ウィレンスキー，H. L. 著／下平好博訳『福祉国家と平等—公共支出の構造的・イデオロギー的起源』木鐸社，1984年.

(5) 前掲書（4），p.111. もっとも、ウィレンスキー自身も1966年当時1人当たりGNPが3,542ドルの米国と50ドルのアッパー・ボルタ（現在のブルキナファソ）まで、経済発展のレベルを度外視して比較すれば「福祉国家への収斂」がみられるが、OECD加盟国に限定して比較すれば社会構造上の差異が福祉支出に違いを生じさせ、福祉国家のあり方も多様化することを認めている。

(6) もっとも、フランスのミッテラン大統領（1981～1995年）の社会党政権の例もあるので、先進諸国がすべて保守政権化したというわけではない。

(7) 前掲書（4），p.220.

(8) 宮本太郎『福祉政治—日本の生活保障とデモクラシー』有斐閣，2008，p.89.

(9) 前掲書（8），pp.106-110.

(10) 前掲書（8），p.132.

(11) エスピン–アンデルセン，G. 著／岡沢憲芙・宮本太郎監訳『福祉資本主義の三つの世界—比較福祉国家の理論と動態』Minerva福祉ライブラリー47，ミネルヴァ書房，2001，p.4. 脱商品化とは、社会権がどの程度「純粋な市場関係に依拠することなく一定水準の生活を形成すること」を可能にしているのかにかかわる指標である。また、社会的階層化とは、社会的階層という格差を生み出すシステムである福祉国家の政策が、どの程度「既存の地位、あるいは階級上の格差」を拡大または縮小させるかという指標である。

(12) 社会保険や労働市場等の制度構造が保守主義レジームと共通性を持つことを指摘するのは、田中拓道『福祉政治史—格差に抗するデモクラシー』勁草書房，2017，p.264.

理解を深めるための参考文献

- 広井良典・山崎泰彦編『社会保障論』ミネルヴァ書房，2007.
  日本および海外の社会保障の制度、政策の動向について詳しく解説している。
- 宮本太郎『福祉政治―日本の生活保障とデモクラシー』有斐閣，2008.
  福祉の行財政をめぐる政治の動きについて、海外先進諸国と日本の動向について解説している。
- 岡沢憲芙・宮本太郎編『比較福祉国家論―揺らぎとオルタナティブ』法律文化社，1997.
  イギリス、フランス、ドイツ、スウェーデン、ニュージーランド、日本の福祉国家や福祉政策のあり方について比較分析している。
- エスピン‐アンデルセン，G. 著／岡沢憲芙・宮本太郎監訳『福祉資本主義の三つの世界―比較福祉国家の理論と動態』Minerva 福祉ライブラリー 47，ミネルヴァ書房，2001.
  戦後の福祉国家のあり方と変化について、福祉レジームの概念を提出して分析している。自由主義的福祉レジーム、社会民主主義的福祉レジーム、保守主義的福祉レジームの概念は、現在の福祉国家論の基本概念となっている。
- 田中拓道『福祉政治史―格差に抗するデモクラシー』勁草書房，2017.
  エスピン‐アンデルセンのレジーム論を下敷きに戦後日本の福祉と政治のあり方を分析している。

ジェネリックポイント

福祉国家はなぜ必要となったのですか？

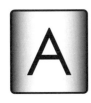

国民に対して生活保障を与えることが福祉の重要な機能です。ところで、生活保障を誰が提供するかというと、歴史的には以下の3つに分かれます。①伝統的共同体・集団（家族、地域社会、宗教団体など）、②労働市場による雇用（賃金・所得）、③政府の政策としての福祉サービスの3種類です。

近代以前の社会では、①伝統的共同体による生活保障だけでしたが、これは子どもや高齢者の身体的ケアから成人の雇用まですべてを提供していました。しかし、近代社会では①がなくなり、③の福祉サービスもまだないので、自助努力による賃金収入としての②の雇用だけになりました。雇用は労働市場によって決定されますし、当時は低賃金長時間労働や危険・不衛生な労働環境などの問題があり、さらに不況期には賃下げや失業の問題が発生します。夜警国家の時代で③の福祉サービスがないから、失業者や貧困者は放置されていました。そのため、貧富の格差がさらに深刻化し、

犯罪が増加して社会不安が広がりました。その結果、19世紀後半に犯罪防止、治安維持のために政府による福祉が始まりました。だから、福祉の始まりは社会防衛が必要だったからと言えます。そして、20世紀後半になると、国民の生存権実現を目的とする福祉に転換します。こうして現在の福祉国家になりました。結論として言えば、19世紀には社会防衛のため、20世紀後半には国民の権利のために福祉国家が必要とされたということになります。

 コラム 　大きな政府と小さな政府

福祉行財政をめぐる議論の典型として大きな政府論と小さな政府論の対立がある。大きな政府論とは福祉の黄金時代に経済と福祉が両立していた時代に主流の議論で、福祉を支える経済成長と経済成長を支える福祉という大変幸福な時代を背景にしていた。しかし、石油ショックによって、経済と福祉の両立が終わり、小さな政府論が力を持つ。小さな政府論は、19世紀の夜警国家時代をモデルにして、大きな政府の弱点である財政規模や行政組織の肥大化、財政赤字拡大などを批判した。市場原理や民間活力の導入、規制緩和、行財政のスリム化などがキーワードであった。なかには福祉を完全に廃止してしまうかのような議論もあった。しかし、現実には福祉国家をやめて夜警国家に戻すことなどできるはずもない。小さな政府論は大きな政府の弱点を修正するための方策としては効果を上げたが、福祉国家は続く。1990年代以降は、小さな政府論によって歯止めをかけられた福祉国家がどのようにして福祉を充実させるかが課題になってきた。福祉事業への民間企業の参入はその典型と言える。現在の福祉行財政が成功しているとは言い難いが、どうやって福祉の充実と経済の回復を実現するか、そのために福祉行財政はどう対応するかが現在の日本の大きな課題となっている。

第3章 福祉行政と地方公共団体の役割

1

社会福祉行政における国と地方公共団体の役割分担、
そして都道府県と市町村の役割分担
について理解する。

2

今日の社会福祉行政の実施体制、
とりわけ地方公共団体（都道府県・市町村など）
における一般的な役割や機能などについて理解する。

3

都道府県の役割として重要な
「広域的調整機能」や「事業者に対する指揮監督」
などについて理解する。

4

介護保険制度における保険者（市町村および特別区）
の役割や特色などについて理解する。

5

社会福祉行政における地方公共団体の今後の課題や
方向性などについて理解する。

地方分権の推進を図るための関係法律の整備等に関する法律（地方分権一括法）

　1999（平成11）年に制定された「地方分権の推進を図るための関係法律の整備等に関する法律」（以下、地方分権一括法）によって、国と地方公共団体（都道府県・市町村）の役割分担が明確にされ、国と地方公共団体の関係が、これまでの中央集権的な「上下・主従関係」から「対等・協力関係」へと移行することとなった。

機関委任事務制度

　従来日本では、戦前・戦後を通じて長い間、機関委任事務制度によって、国の強い統制の下で、国の下請機関としての地方公共団体の長などが社会福祉を実施するという社会福祉行政の構造となっていた[1]。地方分権一括

自治事務

法定受託事務

法の制定以降、機関委任事務制度が廃止され、地方公共団体の事務が自治事務と法定受託事務とに区分され、今日では、生活保護法や福祉関係手当法を除いて、ほとんどの社会福祉に関する事務が地方公共団体の自治事務とされている。こうして、社会福祉サービスの実施責任が地方公共団体に委譲され、地方公共団体の権限と責任で実施すべき自治事務の範囲が相対的に拡大されてきている。

A. 国と地方公共団体の役割分担

社会福祉行政

地方公共団体

　社会福祉行政における国と地方公共団体の役割分担については、基本的な構図として、国が社会福祉の制度・施策を企画・立案し、都道府県が連絡調整・指導し、市町村がサービスを実施するというものである。その実施を支える負担金や補助金についても、国から都道府県を経て市町村に配分されている。社会福祉行政の実施体制を考えるにあたっては、この企画・指導と財政という2本の流れに着目することが重要とされる[2]。

　社会福祉行政における国の役割は、社会福祉サービスを全国どこでも利用できる体制をつくるとともに、一定のサービスの水準を確保してサービスの開発を進めることにある。したがって、その主要な業務は、①社会福祉関係法令に基づく施策の実施、②これに必要な財源の確保、③社会福祉開発のための事業の実施などである。

　地方分権一括法制定に伴う地方自治法改正では、国の守備範囲は、①外交や防衛などの国際社会における国家としての存立にかかわる事務、②全国的に統一して定めることが望ましい国民の諸活動もしくは地方自治に関

する基本的な準則に関する事務、③全国的な規模・視点に立って行う必要のある施策および事業の実施などに限定されている（地方自治法1条の2）。

　これに対して、住民に身近な行政はできる限り地方公共団体に委ねることとなり、地方公共団体は、その自主性・自立性を十分に発揮して、住民の福祉を増進するため、地域における行政を自主的かつ総合的に実施する役割を広く担うことが明確にされた。多くの具体的な社会福祉行政実務は、住民の生活に身近な行政機関である地方公共団体に委任されている。

　とはいえ、生活保護法の法定委託事務のみならず、介護保険制度などをみても、地方公共団体だけに一方的に経費を負担させるのは適当ではなく、国も地方公共団体の社会福祉行政の実施にあたって広範囲に財政負担を行う必要がある。国と地方公共団体の財政上の負担区分については、地方財政法に規定され、国庫負担は社会福祉関係法とこれに基づく政令で定めら

介護保険制度

地方財政法

図3-1　社会福祉の実施体制の概要

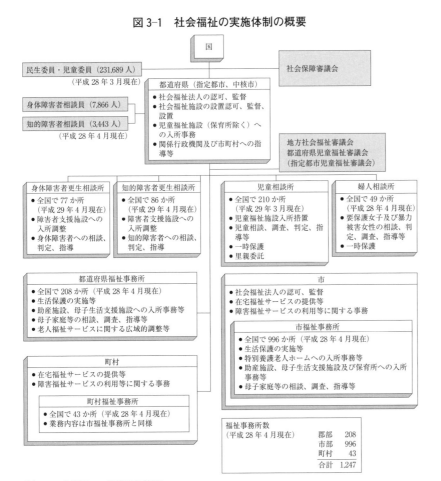

注）　二重線囲い＝都道府県機関.
出典）社会福祉の動向編集委員会編『社会福祉の動向2019』中央法規出版，2019, p.23を一部改変.

れている。社会福祉の運営において、地方公共団体は直接住民に社会福祉の金品を給付したり、福祉サービス事業者に経費を支払っており、国は地方公共団体に補助するという方法で財政を支出している。

社会福祉行政の実施体制（図3-1）においては、国・都道府県・市町村という三層構造になっている。住民にとって最も身近な地方公共団体である市町村が実際にサービス提供に責任を持つ役割を担い、都道府県が児童相談所や婦人相談所などの各種相談所の業務などを通じて市町村を支援し、国が法律や制度の企画・運営によって全体をまとめているという役割分担となっている。

B. 都道府県と市町村の役割分担

社会福祉行政における地方公共団体は、住民に身近な行政機関であり、介護保険制度の運営、保育所の経営、在宅サービス提供、社会福祉法人に対する指揮監督などのさまざまな業務を行っている。地方自治法が定める（普通）地方公共団体には、広域的な地方公共団体としての都道府県と基礎的な地方公共団体としての市町村がある。地方分権一括法の制定に伴う地方自治法改正によって、都道府県と市町村との役割分担について新たな変化がみられる[3]。

社会福祉法人

広域的事務

補完的事務

都道府県は、市町村を包括する広域の地方公共団体として、その掌握事務については、①広域にわたる事務（広域的事務、たとえば道路や河川の整備に関する事務など）、②市町村に関する連絡調整に関する事務（連絡調整事務）、③その規模や性質において一般の市町村が処理することが適当でないと認められる事務（補完的事務、たとえば病院などの大規模公共施設の設置・管理など）の3つに限定されている。

一方、市町村は、住民に最も身近な基礎的な地方公共団体として、都道府県が処理するものを除いて事務処理を行うとされ、住民の日常生活に直結する事務処理を幅広く行うことになる。

都道府県と市町村においては、市町村が基礎的な地方公共団体として位置づけられ、法制度的には、地方自治における市町村優先の原則が明確化されている。また、都道府県の任務とされる事務であっても、各市町村の規模や能力に応じて、市町村において処理し得ることが明らかにされている。したがって、住民の日常生活に直結する事務処理のうち、能力的に対応できる事務処理は、市町村が担うことになる。

財政面では、市町村が住民生活に直結したサービス提供や金品給付を行うという直接的機能を担い、都道府県は市町村の支援やサービスなどの基

盤整備を行うという間接的機能を担っている。

2. 社会福祉行政における地方公共団体

A. 地方公共団体の役割

[1] 都道府県

(1) 概説

　前記のように、都道府県は、その処理する事務に関して、地域における
事務および法令で処理することとされた事務のうち、①広域的事務、②連
絡調整事務、③補完的事務を処理している。原則として、地域における行
政サービスのうち、市町村が単独で行うことが不可能または不適切な事務
についてのみ、都道府県が補充的に処理することとされている。さらに、
都道府県は、都道府県知事の権限に属する事務の一部を、条例の定めによ
って、市町村が処理することとすることができる。

　社会福祉行政における都道府県は、その基本的役割・機能として、①都
道府県における社会福祉に関する総合的な計画の策定、②市町村による社
会福祉運営に対する支援と指導・助言、③市町村間の利害調整および格差
是正、④市町村に属さない施策や市町村の能力を超える施策の実施、⑤福
祉サービス基盤の整備、⑥広域的調整、⑦社会福祉法人・社会福祉施設の
認可・監督、⑧必要な費用の調達と支弁などを担っている[4]。このような
役割は、都道府県が複数の市町村を包含した広域的な地方公共団体として
の性格を持っていることによるもので、各市町村や出先機関の措置の基準
や福祉サービスの水準を確保し、公平性を図ることを目的としている。

　都道府県には、社会福祉に関する事務を取り扱う部局として、健康福祉
部、民生部などが置かれ、さらに部局内に児童課、福祉課などが設置され
ている。また、社会福祉行政の具体的実施には、社会福祉に関する専門の
行政機関として、福祉事務所、児童相談所、身体障害者更生相談所、知的
障害者更生相談所、婦人相談所などが設置されている[5]。これらの行政機
関は、専門的機能を有し、それぞれ市町村や福祉業務所での業務の支援・
調整を行うとともに、これらと連携を図りながら、個別に要援護者への相
談・助言・援助にあたっている。

都道府県

広域的事務

連絡調整事務

補完的事務

福祉事務所

児童相談所

身体障害者更生相談所

知的障害者更生相談所

婦人相談所

(2) 広域的調整機能

都道府県は、市町村を包括する広域的地方公共団体であり、市町村の区域を越える広域的な行政ニーズに対しては、都道府県が対応している。社会福祉行政において、都道府県の重要な役割の1つとして広域的調整機能がある。

基礎的地方公共団体である市町村には、それぞれの政治機構が存在し、個別の実情に基づいて政策決定がなされるため、それを市町村間で広域的に調整することは困難である。その役割を期待されているのが都道府県である。現状でも、そうした機能を都道府県が果たしている。市町村だけでは対応できないような専門性の高い内容などについては、1つの市町村だけでなく近接している複数の市町村が協力して事業を行うほうが効率のよいこともある。このような事業については、都道府県が調整役となっている。

都道府県においては、市町村の財政状況や地域間格差などを配慮しながら、市町村を財政面や運用面で支援する形をとっている。市町村の広域連携にかかわる点で、広域行政主体としての都道府県の役割・機能については、都道府県のあり方にかかわる重要な問題でもある。

なお、都道府県の役割として重要な「事業者に対する指揮監督」については、本章第3節で説明する。

[2] 市町村

(1) 概説

市町村は、住民に最も身近な基礎的な地方公共団体として、都道府県の事務を除いて、地域における事務および法令で処理することとされた事務を処理するとされている（地方自治法2条2項3項）。もっとも、地方自治法は、各地方公共団体の実情に応じた事務配分を実現するため、地方公共団体の事務配分を弾力的に取り扱うことを認めている。すなわち、市町村は、都道府県の事務のうち、その規模または性質において一般の市町村が処理することが適当でないと認められるものであっても、当該市町村の規模および能力に応じて、これを処理することができるとされる。社会福祉行政における市町村は、その基本的な役割・機能[6]として、老人保健福祉計画その他各種の福祉計画を策定するほか、高齢者福祉サービス関係では、介護保険制度の保険者となり、介護保険以外の在宅福祉サービスの利用、養護老人ホームの入所措置、老人保健事業の実施などを担当している。

障害者福祉サービス関係では、身体障害者更生施設・知的障害者援護施設などの利用、障害者に対する在宅福祉サービスの利用に伴う支援費の支給などを行っている。児童福祉サービス関係では、助産施設・保育所・母

広域的調整機能

地域間格差

福祉計画

子生活支援施設の入所や利用、各種在宅福祉サービスの利用に関する決定の権限などを有している。

在宅福祉

　このように、市町村の役割は、地域住民の福祉ニーズを把握して福祉計画を策定し、実際に福祉サービスの供給をするなど、住民に最も身近な行政機関として、住民の福祉増進の責務を担っている。

　また、社会福祉行政における市町村は、市町村（長）の事務部局として条例で必要な部課を設置することができる。市町村（長）の附属機関としては、民生委員推薦会が設置される。福祉事務所については、市は義務設置であるが、町村は任意設置である。ただし、町村は一部事務組合または広域連合を設けて、福祉事務所を設置することができる。広域連合は、地方自治法上、都道府県・市町村・特別区が、その事務の一部を共同処理するために、協議により規約を定めて設立するものであり、介護保険制度における要介護認定や介護報酬の支払い事務の実施で急速に拡大したのである。

民生委員推薦会

一部事務組合

広域連合

（2）福祉サービスの実施主体

　市町村（基礎的地方公共団体）は、原則として、地域における福祉サービスの実施主体と位置づけられている。

　かつての社会福祉の実施機関は、主として都道府県知事と市長であった。すなわち、生活保護をはじめとして身体障害者福祉や高齢者福祉の実施主体は、機関委任事務としてその運用を委任された都道府県知事と市町村の長であった。児童福祉、知的障害者福祉、母子および寡婦福祉の実施主体は、都道府県知事を中心に一部が市町村長とされていた。

　今日では、地方公共団体の事務が生活保護を除いて自治事務とされたこと、また身体障害者福祉・高齢者福祉（介護サービスを含む）の分野では、福祉事務所を設置しない町村にもサービス実施権限が移譲され、同時に児童福祉・知的障害者福祉・母子および寡婦福祉を含めて、市町村に在宅福祉サービスの実施にかかわる努力義務が課されていることなどによって、社会福祉の事業実施機関は、市町村を中心とする方向に変化してきている。

　たとえば、2002（平成14）年から精神保健及び精神障害者福祉に関する法律による精神障害者への相談援助について、市町村が実施主体となったことで、市町村で高齢者福祉・身体障害者福祉・知的障害者福祉・児童福祉・精神障害者福祉を一元的に取り扱うこととなり、地域における総合的かつ一体的な福祉サービス提供の体制が整うこととなった。

　このように、社会福祉の多くが地域住民の生活に直接関係するものであり、地方自治の観点から、地方公共団体がその独自の立場で実施することに合理性があり、住民に最も身近な市町村に福祉サービスの実施権限を委譲する方向で、地方分権が推進されてきている。

地方分権

社会福祉サービスの提供については、国から財政的支援を受けながら、地方公共団体が地方の特性に適合したサービスの提供体制をつくり、その委託を受けた社会福祉法人が実際にはサービスを提供している。

なお、市町村の役割として特に注目されている「介護保険制度における保険者」については、本章第4節で詳しく説明する。

［3］特別区

「特別区」とは、東京都の23区を指し、特別地方公共団体の1つである。特別区は、社会福祉行政に関して、市とほぼ同様の行政機構と権限を有している。したがって、特別区は、社会福祉事務所や民生委員推薦会を設置し、児童福祉施設・宿泊所・生活館を設置・管理し、そのほか社会福祉に関する事務を処理する。また、生活保護、身体障害者福祉、知的障害者福祉、母子家庭および寡婦の福祉、老人福祉に関する事務で法令により市が処理することとされている事務などを行う。

［4］大規模都市

市町村は、基礎的地方公共団体として地域の事務を担っているが、市町村の規模や人口、行財政能力は一律とはいえない。特に大規模都市の中には、都道府県並みの行財政能力を有するものもある。そこで、地方自治法は、一定の要件を満たした市に対して、都道府県が処理することとされている事務の処理権限を部分的に認めるなど、その能力に応じた法的地位を特別に与えることとした[7]。こうして設けられたものが、指定都市、中核市である。なお、2014（平成26）年の地方自治法改正により、特例市制度は廃止され、中核市制度に統合された[8]。

（1）指定都市

「指定都市」は、政令で指定する人口50万人以上の市をいう。指定都市は、市であるにもかかわらず、都道府県が処理することとされている事務の全部または一部を処理することができる。

社会福祉行政に関しては、都道府県が処理することとされている事務のうち、児童福祉に関する事務、民生委員に関する事務、身体障害者福祉に関する事務、生活保護に関する事務、社会福祉事業に関する事務、知的障害者福祉に関する事務、母子・父子家庭および寡婦の福祉に関する事務、老人福祉に関する事務、母子保健に関する事務、介護保険に関する事務、障害者自立支援に関する事務、精神保健および精神障害者の福祉に関する事務などの全部または一部を指定都市は処理し得る。

指定都市については、一般の市と異なり、都道府県とほぼ同様の社会福

社会福祉法人

特別区

大規模都市

指定都市

祉行政機構の設置が要請されている。指定都市の場合、身体障害者更生相談所と知的障害者更生相談所と児童相談所については設置義務があり、婦人相談所については任意設置となっている。

(2) 中核市

中核市

「中核市」とは、政令で指定する人口20万人以上の市をいう。中核市には、指定都市とほぼ同様の権限と機能が認められている。中核市は、指定都市が処理することのできる事務のうち、都道府県がその区域にわたり一体的に処理することが効率的な事務などを除き処理することができる。社会福祉行政に関しては、児童福祉・民生委員・生活保護・障害者福祉・老人福祉・母子保健に関する事務などを行う。中核市は、指定都市ほどの規模はないが、地方の拠点都市として、その地域の発展に寄与することが期待されている。

[5] 地方社会福祉審議会・児童福祉審議会

都道府県・政令指定都市・中核市には、社会福祉に関する事項（児童福祉および精神障害者福祉に関する事項を除く）を調査審議するために「地方社会福祉審議会」が置かれている（義務設置）。同審議会は、都道府県知事、政令指定都市・中核市の市長の諮問に答え、関係行政庁に意見を具申する機関である。必要に応じて、専門分科会を置くことができる。

地方社会福祉審議会

「児童福祉審議会」は、児童・妊産婦・知的障害者の福祉に関する事項を調査審議する機関で、都道府県・政令指定都市・中核市に置かれ（義務設置）、市町村・特別区にも置くことができる（任意設置）。なお、地方社会福祉審議会に、児童福祉に関する事項を調査審議させる場合、都道府県・政令指定都市・中核市は、児童福祉審議会を設置しなくてもよいとされている。

児童福祉審議会

[6] 社会福祉の専門行政機関

社会福祉行政においては、その性格上、専門的知識を有する職員や専門的な機関の設置を必要としており、都道府県や市町村の担当部局だけでなく、法律に基づいて専門行政機関が設置されている。

福祉事務所は、その代表的な機関であり、児童相談所、家庭児童相談室、身体障害者更生相談所、知的障害者更生相談所、婦人相談所なども福祉サービスの運営において福祉事務所と連携し、その業務を行っている[9]。このような各種の専門行政機関は、社会福祉行政を専門的・技術的な見地から支援し、利用者の福祉ニーズの判定や専門的相談・助言などを行っている。とりわけ、福祉事務所は、社会福祉行政の実施体制の中軸となる機関

福祉事務所

であり、都道府県・市・特別区に設置が義務づけられ、町村は任意設置となっている。住民の援護・育成・更生に関する事務のほか、広く社会福祉全般に関する事務を所管している。福祉事務所は、都道府県および市町村の設置主体の違いによって、担当する業務が異なっている。

都道府県の設置する福祉事務所は、福祉事務所を設置していない町村を対象にして生活保護法、児童福祉法、母子及び父子並びに寡婦福祉法に基づく業務を担当している。そのほかに、市町村老人福祉計画や地域福祉推進計画の策定など広域的な連絡・調整を業務としている。

一方、市町村の設置する福祉事務所は、生活保護法、児童福祉法、身体障害者福祉法、知的障害者福祉法、老人福祉法、母子及び父子並びに寡婦福祉法に基づく業務を担当している。加えて、共同募金や婦人保護事業なども含めて多岐にわたる業務を担うなど、住民の身近な機関として生活全般にわたる総合的な相談機能を有している。

B. 社会福祉事業

社会福祉事業

「社会福祉事業」とは、社会福祉法2条に具体的に列挙されている事業のことであり、社会福祉が伝統的にその対象としてきた高齢者・障害者・児童・母子世帯・低所得世帯にかかわる事業が中心に位置づけられている[10]。さらに、社会福祉事業は、第一種社会福祉事業と第二種社会福祉事業とに分かれている（表3-1）。

第一種社会福祉事業

第一種社会福祉事業は、社会福祉事業のうち、相対的に厳格な公的規制の対象となる事業である。特別養護老人ホームのように対象者が施設に入所して、生活の大部分をその施設の中で営む場合、個人の人格に対して非常に大きな影響を及ぼすことから、その経営主体は原則として、国、地方公共団体、社会福祉法人に限定されている。その他の者がこの事業を行おうとする場合には、都道府県知事の許可を受ける必要がある。

第二種社会福祉事業

第二種社会福祉事業は、老人福祉センターや老人デイサービス事業の経営など、その事業の実施が社会福祉の増進に貢献するものであり、利用者に対する弊害のおそれが比較的少ないものである。このため、特に経営主体については制限を設けておらず、事業の経営については、都道府県知事に対して届出をすれば足りることになっている。この事業については、事業者の主体性を発揮する余地が多いが、都道府県知事の調査や、不適切な経営を行った場合には経営の制限・停止の対象となる。

このように、社会福祉事業は、国や地方公共団体の公的規制によって、サービスの質と量の確保が必要とされる事業である。

表 3-1　第一種社会福祉事業と第二種社会福祉事業

社会福祉事業の範囲（社会福祉法 2 条）

○第一種社会福祉事業
- 生活保護法に規定する救護施設、更生施設を経営する事業
- 生計困難者を無料または低額な料金で収容させて生活扶助を行うための施設を経営する事業
- 生活困難者に対して助葬を行う事業
- 児童福祉法に規定する乳児院、母子生活支援施設、児童養護施設、障害児入所施設、児童心理治療施設、児童自立支援施設を経営する事業
- 老人福祉法に規定する養護老人ホーム、特別養護老人ホーム、軽費老人ホームを経営する事業
- 障害者総合支援法に規定する障害者支援施設を経営する事業
- 売春防止法に規定する婦人保護施設を経営する事業
- 授産施設を経営する事業
- 生計困難者に対して無利子または低利で資金を融通する事業
- 共同募金を行う事業（同法 113 条）

○第二種社会福祉事業
- 生計困難者に対して日常生活必需品・金銭を与え、生活相談に応じる事業
- 生活困窮者自立支援法に規定する認定生活困窮者就労訓練事業
- 児童福祉法に規定する障害児通所支援事業、障害児相談支援事業、児童自立生活援助事業、放課後児童健全育成事業、子育て短期支援事業、乳児家庭全戸訪問事業、養育支援訪問事業、地域子育て支援拠点事業、一時預かり事業、小規模住居型児童養育事業、小規模保育事業、病児保育事業、子育て援助活動支援事業
- 児童福祉法に規定する助産施設、保育所、児童厚生施設、児童家庭支援センターを経営する事業
- 児童福祉の増進に関する相談事業
- 幼保連携型認定こども園を経営する事業
- 養子縁組あっせん事業
- 母子及び父子並びに寡婦福祉法に規定する母子家庭等日常生活支援事業、父子家庭日常生活支援事業、寡婦日常生活支援事業
- 母子及び父子並びに寡婦福祉法に規定する母子・父子福祉施設を経営する事業
- 老人福祉法に規定する老人居宅介護等事業、老人デイサービス事業、老人短期入所事業、小規模多機能型居宅介護事業、認知症対応型老人共同生活援助事業、複合型サービス福祉事業
- 老人福祉法に規定する老人デイサービスセンター、老人短期入所施設、老人福祉センター、老人介護支援センターを経営する事業
- 障害者総合支援法に規定する障害者福祉サービス事業、一般相談支援事業、特定相談支援事業、移動支援事業、地域活動支援センターまたは福祉ホームを経営する事業
- 身体障害者福祉法に規定する身体障害者生活訓練等事業、手話通訳事業、介助犬訓練事業、聴導犬訓練事業
- 身体障害者福祉法に規定する身体障害者福祉センター、補装具製作施設、盲導犬訓練施設、視聴覚障害者情報提供施設を経営する事業
- 身体障害者の更生相談事業
- 知的障害者の更生相談事業
- 生計困難者に無料または低額な料金で簡易住宅を貸し付け、または宿泊所その他の施設を利用させる事業
- 生計困難者に無料または低額な料金で診療を行う事業
- 生計困難者に無料または低額な費用で介護老人保健施設または介護医療院を利用させる事業
- 隣保事業（隣保館等の施設を設け、無料または低額な料金でこれを利用させること、その他その近隣地域における住民生活の改善・向上を図るための各種の事業）
- 福祉サービス利用援助事業
- 各社会福祉事業に関する連絡または助成を行う事業

障害者総合支援法

出典）社会福祉法をもとに一部修正.

C. 社会福祉行政の計画化

　社会福祉行政の計画化とは、行政機関がある一定の目標を設定し、総合的な視野を持って、その実現に必要な行政手段の調達と関連部局の調整を行うものである。この社会福祉行政の計画化は、各分野において、また、それらを含む全体的視点の下で、広く展開することが求められている。

　社会福祉に関する法律においては、地方公共団体に対して、計画の作成を義務づけることにより、福祉サービス基盤の計画的整備、サービスの利用促進、地域福祉の推進などを図ることを目的としているものがある。具体的には、社会福祉法、老人福祉法、介護保険法、障害者基本法、障害者総合支援法、次世代育成支援対策推進法などにおいては、市町村および都道府県に対し、各計画を策定することが明記されている。

　たとえば社会福祉法では、市町村は、地域福祉の推進に関する事項を一体的に定める「市町村地域福祉計画」を策定するものとされ、都道府県は、市町村地域福祉計画を達成するため、広域的な見地から、市町村の地域福祉の支援に関する事項を一体に定める「都道府県地域福祉支援計画」を策定するものとされている（同法107条・108条）。近年では、社会福祉行政の計画化が推進され、各分野にわたって拡大している。

市町村地域福祉計画

都道府県地域福祉支援計画

D. 社会福祉行政への協力体制

　社会福祉行政の実施にあたっては、行政機関がその援護の担い手となる。地域の実情や対象とする人びとの生活状況を把握し、適切な援護を行うためには、より身近な地方公共団体や地域の人材による協力が必要となる。

　そこで、生活保護法では、福祉事務所を設置しない町村には、保護の実施に際して福祉事務所長に協力することが義務づけられている。その他にも、地域における支援を住民の立場から効果的に行うため、地域住民から民生委員・児童委員を委嘱し、あるいは障害者やその保護者などを身体障害者相談員・知的障害者相談員として社会福祉の業務の一部を委託して、地域での相談や助言、行政機関との連絡などの活動により、行政による援護を円滑に進めることとしている。

民生委員

児童委員

身体障害者相談員

知的障害者相談員

3. 事業者に対する指揮監督

都道府県の重要な役割の1つに「事業者に対する指揮監督」がある。民間の社会福祉事業者に対する行政監督[11]については、一般に、「予防的監督」、「監視的監督」、「是正的監督」の3つに分類されている[12]。これらの行政監督は、①社会福祉法の規定によって、社会福祉法人やその他社会福祉事業を営む者に対する包括的な指揮監督を可能にしつつ、②社会福祉に関する個別法で、法の目的の達成に向けた指揮監督にかかわる規定をおくことによって、社会福祉法と個別法とで、二重の行政監督構造を形成し、相互に補完する法的構造となっている。社会福祉法制における民間社会福祉事業者に対する行政指揮監督の中心は、社会福祉事業の経営主体である社会福祉法人に対するものとされている。

以下、都道府県の役割という観点から、主として民間の社会福祉事業者に対する指揮監督について説明する。

A. 予防的監督

「予防的監督」は、法律に反するような事故の発生などを未然に防止するための監督である。これは、社会福祉事業のうち重要なものについては、一般の事業者の参入を禁止し、特定条件を満たした者についてのみ参入を認め、あるいは参入に際して事前の許（認）可を得ることを求め、または事業開始に先だって届出を義務づけるなど事業の開始以前に行う監督である。

たとえば、社会福祉法では、社会福祉事業を第一種社会福祉事業と第二種社会福祉事業とに分け、第一種社会福祉事業にあっては、原則として国・地方公共団体・社会福祉法人が担うこととし、第一種社会福祉事業への自由参入を排除している。社会福祉法人の設立には、原則として、都道府県知事による認可が必要とされる。これによって、都道府県知事は予防的監督として事業の公共性などを事前に判断することができる。

さらに、国・地方公共団体・社会福祉法人以外の者が行う第一種社会福祉事業に関しては、都道府県知事の許可やその許可に係る条件の付与などを規定することによって事前監督を強化している。

予防的監督には、こうした社会福祉法人の設立認可のほかに、社会福祉法人の解散・合併などに関する事前監督、社会福祉施設の設置認可・事前

届出などがある。予防的監督の実効性を確保するため、社会福祉法には、罰則規定などが設けられている。

B. 監視的監督

　「監視的監督」は、社会福祉事業が法令や法人の定款などに違反していないか、あるいはすでに求められた改善事項などについて是正がなされているかどうかなど要是正事項の存否・程度・存在状況について調査・確認するとともに、次に行う是正的監督のための事前調査ないし確認機能を持つものである。監視的監督は、関係法令や法人の定款などの遵守状況などについて確認することを基本的機能として行われるもので、広範にわたる調査・監視が可能である。社会福祉事業を開始した後では、最も幅広い機動的な指揮監督といえる。

　その主要なものとして、社会福祉法上、都道府県知事は、社会福祉法人に対して、業務や会計状況に関して報告を徴し、または職員により社会福祉法人の業務や財産の状況を検査する権限を有している。また、社会福祉法人のみならず、広く社会福祉事業を営む者に対し、法の目的を達成するため、都道府県知事は必要と認める事項の報告を求め、または施設や帳簿などの検査や事業経営の状況を調査することができる。監視的監督の円滑な実施とその効果を確保するため、罰則などが設けられている。

　また、生活保護法、児童福祉法、老人福祉法、障害者総合支援法などの個別法にも、立入検査についての規定があり、その中には罰則によって立入検査の実効性を担保しているものもある。

C. 是正的監督

　「是正的監督」とは、現に有する違法な状態などを排除し、社会福祉事業の適法性を回復させるため、必要に応じて当該法人などの事業の停止や廃止を強制し、さらにその実効性を確保するために、加罰の手続きを行うなど極めて権力性の強い指揮監督である。

　社会福祉法人の運営が著しく適正を欠くなどした場合、都道府県知事は、期限を定めて必要な措置をとるべき旨を命じるが（措置命令）、これに従わないときは、業務の全部または一部の停止を命じ、または役員の解職を勧告することができる。さらに、このような段階的介入を経ても指揮監督の目的を達することができないとき、または正当な理由がないのに1年以上にわたり、法人がその目的の事業を行わないときは、法人の解散を命じ

ることができる（解散命令）。また、都道府県知事は、社会福祉法人が定
款で定められた事業以外の事業を行った場合には、社会福祉法人の行う公
益事業・収益事業の停止を命じることができる（業務停止命令）。

　なお、是正的監督の多くは、非常に優越的な行政介入であるため、その
発動に際しては慎重な判断が求められる。

4. 介護保険制度における保険者

A. 保険者

[1] 保険者の意義

　1997（平成9）年に介護保険法が制定され、2000（平成12）年4月から
施行されたことで、介護サービスの利用システムが大きく変化している。

　介護保険法3条で、介護保険の保険者は、市町村および特別区（以下、
市町村という）とされる。保険者である市町村は、法的強制力により被保
険者を加入させて保険料を徴収するとともに、保険事故が起こった場合に
は被保険者に保険給付（介護サービスの提供）を行う。また、保険料収入
や国からの負担金などを財源として介護保険事業の運営を行う。

　なお、介護保険法では、被保険者を第1号被保険者（市町村の区域内に
住所を有する65歳以上の者）と第2号被保険者（市町村の区域内に住所
を有する40歳以上65歳未満の医療保険加入者）とに区分している。

介護保険法

保険者

被保険者

[2] 市町村を保険者とする理由

　市町村を保険者とした理由としては、次のようなものが挙げられる[13]。
すなわち、①市町村のこれまでの老人福祉・老人保健事業の実績、介護サー
ビスの地域性・地方分権の流れを踏まえると、給付主体として市町村が
適当であること、②保険料の設定・徴収・管理は、給付主体があわせて行
うことが望ましいこと、③財政主体も市町村にすると、ニーズの地域特
性・地域ごとのサービス水準の違いや寝たきり予防など市町村による努力
が保険料設定に反映しやすいことなどである。

　このような理由から、住民に最も身近な基礎的な地方公共団体である市
町村が保険者として適当とされたのである。

［3］保険者に対する重層的な支援

　市町村における保険財政の安定化、円滑な事務処理の実施の確保を図るため、国、都道府県、医療保険者などが市町村を重層的に支える仕組みが講じられている。これは、市町村を保険者とした場合、①財政単位が小規模となるため、財政が不安定となるおそれがあること、②要介護認定、保険料徴収、財政運営の事務処理などが困難な場合も想定されること、③保険料水準の格差が市町村間で大きくなる可能性があることなどを踏まえたものである。介護保険法では、介護保険事業の健全かつ円滑な運営のために、市町村（保険者）に対して、国は必要な各般の措置を講じ、都道府県は必要な助言および適切な援助を行い、医療保険者は協力しなければならないとされている。

［4］介護保険事業の運営の広域化

　被保険者の少ない小規模保険者の運営の安定化・効率化を図る観点から、地方自治法の定める広域連合、一部事務組合の制度や介護保険法に定められた市町村相互財政安定事業、要介護認定事務の共同実施などの方法が活用されている。

市町村相互財政安定化事業

　ここで、「市町村相互財政安定化事業」とは、小規模な市町村も介護保険事業を行うことから、財政単位を広域化して財政運営を安定化させ、また、複数の市町村間の保険料水準を均衡させるため、相互に財政の調整を行う事業のことである。都道府県は、市町村相互財政安定化事業について、市町村相互間の調整を行うとともに、市町村の求めに応じ調整保険率にかかわる基準の提示などの支援を行っている。

　保健と福祉の統合や 2000（平成 12）年の介護保険法施行に伴い、広域連合・一部事務組合・市町村相互財政安定化事業などで①介護保険の要介護認定、②要支援認定・更新、③老人福祉計画・介護保険事業計画の策定、④保険料の決定、⑤会計事務などを実施する動きが活発化している。

　小規模な町村においては、財政規模や職員の状況などの点で、専門的ニーズに対応することが困難であるため、市町村が広域で連合して介護保険の事務を処理することができる。

B. 保険者の役割

［1］概説

要介護認定

　市町村は、サービスの提供を行うかどうかについての基準となる要介護認定を行ったり、保険料を徴収するほか、実際に給付する介護サービスを

決定・実施するなどの運営上重要な役割を担っている[14]。すなわち、①要介護認定については、コンピューターや介護認定審査会の判定を最終的に申請者に通知する役割を担っている。②保険料の徴収については、市町村が徴収するのは、第1号被保険者の保険料の一部についてである。第2号被保険者の保険料については、各医療保険の保険者が徴収した上で、最終的に各市町村に配される仕組みになっている。③要介護認定を受けた人に給付する介護サービスの内容を決定・実施する役割も担っている。このほか、介護保険事業計画を策定したり、介護サービスの基盤を整備するのも市町村の役割である。さらに、地域支援事業を実施したり、地域包括支援センターを設置するほか、地域密着型サービスの事業者の指定・指導などを行うのも市町村である。また、介護保険の給付費も負担している。

[2] 保険者機能の強化

　2005（平成17）年の介護保険法改正によって、保険者機能強化の観点から、市町村のサービス事業者に対する権限などの見直しが行われるとともに、市町村の事務負担の軽減と効率化を図る観点から、行政事務の外部委託に関する規定の整備が行われた。

　保険者のサービス事業者に対する権限が強化され、市町村はサービス事業者への立入調査などを行うことができる。そして、指定取消要件に該当したサービス事業者について都道府県へ通知することも新たな機能として加えられた。サービス面への関与として、市町村は、地域密着型サービスに対する指定・指導・監督や、都道府県による事業者の指定に対する意見の提出を行うことができる。さらに、市町村の事務負担の軽減と効率化を図る観点から、介護保険業務に精通し、公正な立場で事業を実施できる法人に認定調査などの業務を委託することができる。

　また、市町村は、高齢者の生活を支える役割を果たす総合的な機関として「地域包括支援センター」を設置することができる。地域包括支援センターは、地域住民の健康保持や生活安定のために必要な援助を行い、保健医療の向上と福祉の増進を包括的に支援することを目的とする施設である。その主要な業務には、包括的支援事業（①総合相談支援業務、②権利擁護業務、③包括的・継続的ケアマネジメント支援業務、④介護予防ケアマネジメント業務）や指定介護予防支援事業などがある。

　2011（平成23）年の同法改正によって、定期巡回・随時対応サービスの創設、高齢者の住まいの整備、認知症対策の推進などが行われている。2014（平成26）年の同法改正では、地域包括ケアシステムの構築と費用負担の公平化を図ることなどを目的としている。

［3］ 市町村が行う主要な事務

　介護保険制度における市町村が行う主要な事務には、次のものがある[15]。

(1) 被保険者の資格管理に関する事務

・被保険者の資格管理、被保険者台帳の作成、被保険者証の発行・更新など

(2) 要介護認定・要支援認定に関する事務

　介護認定審査会を設置し、介護を必要とするかどうかの認定事務を行う。新規の認定調査は、原則として市町村が実施する。

(3) 保険給付に関する事務

　要介護者や要支援者と認定された人に対し、制度に基づいた保険給付を行う。

・介護報酬の審査・支払、市町村特別給付の実施など

(4) サービス提供事業者に関する事務

・指定地域密着サービス事業、指定地域密着型介護予防サービス事業、指定介護予防支援事業の人員・設備・運営に関する基準などの設定

・地域密着型サービス事業者、地域密着型介護予防サービス事業者、介護予防支援事業者に対する指定・指定更新・指導・監督など

(5) 地域支援事業および保健福祉事業に関する事務

・地域支援事業、保健福祉事業の実施

・地域包括支援センターの設置など

(6) 市町村介護保険事業計画に関する事務

・市町村介護保険事業計画の策定・変更など

(7) 保険料に関する事務

　法律に基づき、65歳以上の被保険者の保険料を決定し、徴収する。

・第1号被保険者の保険料率の決定、保険料の普通徴収など

(8) 介護保険制度の運営に必要な条例・規則の制定・改正などに関する事務

(9) 介護保険の財政運営に関する事務

・介護保険特別会計の設置・管理

・介護給付費交付金、地域支援事業支援交付金の申請・収納など

C. 市町村が条例で定める主要な事項

　介護保険の事務に関して、介護保険法には、「被保険者の資格」、「要介護認定」、「保険給付」、「保険料の賦課・徴収の方法」などの基本的な事項は規定されている。しかし、「支払限度基準額の上乗せ」、「市町村特別徴

収」、「保健福祉事業」、「保険料」などの地域の実情に応じて定めることが適当なものについては、各市町村の条例に委任されている。

　介護保険法上、市町村が条例で定める主要な事項は、①介護認定審査会の委員の定数、②市町村特別給付、③区分支給限度基準額の上乗せ、④種類支給限度基準額の設定、⑤福祉用具購入費支給限度基準額の上乗せ、⑥住宅改修費支給限度基準額の上乗せ、⑦第１号被保険者に対する保険料率の算定、⑧普通徴収にかかわる保険料の納期、⑨保険料の減免または徴収猶予、⑩地域包括センターの基準などである。

D. 都道府県の役割

[1] 概説

　都道府県の責務については、介護保険事業の運営が健全かつ円滑に行われるように、必要な助言および適切な援助をしなければならないとされており、広域的な地方公共団体として、市町村に対する支援を行うことが求められている（介護保険法５条２項）。

　市町村では担うことのできない、より広範囲の業務については、主に都道府県が受け持っている。都道府県には、実際に介護サービスを提供する事業者の指定や、介護サービスの内容を公表する役割がある。これに伴って、事業者の更新手続きや取消処分も都道府県が行っている。市町村や介護サービスの事業者への指導を行い、介護サービスにおける介護支援専門員（ケアマネジャー）を養成する役割を担っているが、介護支援専門員については、その試験・研修の実施のほかに、登録・更新・取消といった手続きを行っている。さらにまた、市町村と同様に、都道府県介護保険事業支援計画を策定し、これに即した事業を行っている。財政の面では、財政安定化基金を設置するほか、介護給付費も負担している。

　都道府県は、各市町村を調整する役割を果たしている。特に介護保険財政の広域化に伴って、各市町村で用いるべき保険料の基準を提示することで、市町村間の格差をなくし、調整を図ることが期待されている。

[2] 都道府県が行う主要な事務
(1) 要介護認定・要支援認定業務の支援に関する事務
- 市町村による介護認定審査会の共同設置などの支援など
(2) 財政支援に関する事務
- 保険給付、地域支援事業に対する財政負担
- 市町村相互財政安定化支援事業の支援など

介護支援専門員

介護給付費

(3) サービス提供事業者に関する事務

- 指定居住サービス事業、指定介護予防サービス事業、介護保険施設の人員・設備・運営に関する基準の設定など

(4) 介護サービス情報の公表に関する事務

- 介護サービス事業者の公表および必要と認める場合の調査など

(5) 介護支援専門員に関する事務

- 介護支援専門員の登録・登録更新、介護支援専門員の試験および研修の実施など

(6) 介護サービス基盤の整備に関する事務

- 都道府県介護保険事業支援計画の策定・変更
- 市町村介護保険事業計画作成上の技術的事項についての助言など

(7) その他の事務

- 介護保険審査会の設置・運営
- 医療保険者が行う介護給付費・地域支援事業支援納付金の納付関係業務に関する報告聴取・実地検査など

E. 国の役割

［1］ 概説

前記のように、介護保険制度の保険者は市町村であるが、国・都道府県・医療保険者・年金保険者などが市町村を重層的に支える仕組みとなっている。そのため、国は、介護保険事業の運営が健全かつ円滑に行われるよう保健医療サービスおよび福祉サービスを提供する体制の確保に関する施策・措置を講じなければならないとされている（介護保険法5条1項）。

介護保険の保険者として主体的な役割が求められる市町村、地域密着型の介護保険制度をより広い視野から支援する都道府県の役割が大きくなったとはいえ、国も重要な役割を担っている。国は、介護制度の設計や基準・報酬の設定といった制度の根幹にかかわる全国共通のルールを作成する。また、市町村や都道府県の策定する計画と同様に、介護保険事業にかかわる保険給付の円滑な実施を確保するための基本的な指針を作成・変更する業務もある。もちろん、国も市町村や都道府県と同様に給付費を負担している。

［2］ 国が行う主要な事務

（1）制度運営に必要な各種基準などの設定に関する事務

- 要介護認定基準、要支援認定基準の設定

・介護報酬の算定基準の設定など

(2) **保険給付、地域支援事業、都道府県の財政安定化基金などに対する財政負担**

(3) **介護サービス基盤の整備に関する事務**

・市町村介護保険事業計画・都道府県介護保険事業支援計画のもととなる基本的な指針の策定

・市町村計画・都道府県計画に定められた事業の円滑な実施のための情報提供・助言・援助

(4) **介護保険事業の健全かつ円滑な運営のための指導・監督・助言などに関する事務**

・市町村に対する介護保険事業の実施状況に関する報告請求

・都道府県・市町村が行うサービス提供事業者などに対する指導・監督業務などについての報告請求・助言・勧告など

F. 介護認定審査会

市町村には、要介護認定などに関する審査・判定を公平かつ公正に行うために「介護認定審査会」が設置されている。さらに、効率的な事務処理や委員の確保などのために市町村が共同して介護認定審査会を設置することもできる。その際に、都道府県は市町村間の調整や助言などを行う。

また、自ら審査・判定業務を行うことが困難な市町村は、都道府県に事務を委託することも認められている。その場合には、都道府県に介護認定審査会が設置され、そこで審査・判定を行うことになる。

介護認定審査会

G. 介護保険事業計画

「介護保険事業計画」は、給付対象となるサービスの種類ごとの見込量、それを確保するための対策など、介護保険事業運営の基礎となる現実的な事業計画である。その目的は、介護保険給付の安定的な提供のために計画的に基盤整備を促進することにある。国（厚生労働大臣）が定める基本指針に即して、市町村は3年を一期とする市町村介護保険事業計画を、都道府県は3年を一期とする都道府県介護保険事業支援計画を策定している。

介護保険事業計画

5. 今後の課題

A. 地方公共団体全般の課題

　社会福祉行政における地方公共団体は、住民の福祉増進を図るために、地域における行政を自主的に実施する役割を広く担うことで、社会福祉行政の主体的な担い手としての役割が期待されている。

　地方分権の推進によって、社会福祉の分野では、地方公共団体がその中心となってきている。したがって、地方公共団体の機能や特徴を生かし、創意・工夫をしながら、総合的に地域の福祉ニーズに対応した福祉体制づくりを推進していくことが、今後の課題となっている。

　また、地方公共団体には、住民の多様な福祉ニーズに応えるため、関係機関や団体と連携しながら、総合福祉としての地域福祉に取り組むことが責務としてある。つまり、社会福祉サービスの提供者が多様化しつつある中で、地方公共団体は、民間の福祉サービス事業者、市民活動団体、ボランティア団体などと協力して、住民が参加してつくる地域福祉を推進・支援することが重要とされている。

　そのためにも、地方公共団体は、地域に根ざした総合的・包括的な福祉戦略を持つ必要がある。地方公共団体の福祉経営については、環境変化に対応する柔軟な発想と地域における広範な協働体制の組織化が不可欠であり、計画策定・実施・資源調達などの経営力量も問われている。

B. 市町村の課題

　近年の市町村合併や三位一体改革などによって、行政のさまざまな分野で市町村の役割がより重要となってきている。住民に最も身近な行政機関である市町村は、主体的に地域住民のニーズや地域の実情に応じた福祉サービスの施策・実施を展開する必要がある。

　社会福祉の分野においては、これまで市町村の役割を重視した取組みが進められており、その結果、市町村の果たす役割が顕著に拡大してきている。今後、市町村には、積極的かつ計画的に地域住民の自立生活の支援・向上に努めることが期待されている。とりわけ、地域福祉の推進にかかわる市町村行政の役割が、ますます重要視されてきているが、市町村行政と

しては、各種の計画に基づいた福祉供給体制の確保と充実を図り、福祉と保健・医療などの関連分野との連携・協力・調整を進め、地域社会での総合的かつ一体的な福祉サービスの提供を図っていくことが肝要である。また、民間による各種の地域福祉活動（住民の自主的な福祉活動やボランティア活動など）を支援していくことも今後の課題の１つである。

注)
(1) 『社会福祉学習双書』編集委員会編『社会福祉概論Ⅱ（改訂第10版）』社会福祉学習双書2019 第2巻，全国社会福祉協議会，2019，p.32.
(2) 蟻塚昌克『入門社会福祉の法制度（第3版）―行財政の視点からみた全体図』Minerva 福祉ライブラリー71，ミネルヴァ書房，2008，p.42.
(3) 牛山久仁彦編『広域行政と自治体経営（再版）』ぎょうせい，2004，pp.27-29.
(4) 古川孝順『社会福祉原論（第2版）』誠信書房，2005，p.191.
(5) 社会福祉の動向編集委員会編『社会福祉の動向2019』中央法規出版，2019，pp.24-28.
(6) 前掲書（4），p.189.
(7) 橋本基弘・吉野夏己・土田伸也・三谷晋・倉澤生雄『よくわかる地方自治法』やわらかアカデミズム・〈わかる〉シリーズ，ミネルヴァ書房，2009，pp.62-63.
(8) 前掲書（1），pp.49-50.
(9) 山縣文治・岡田忠克編『よくわかる社会福祉（第11版）』やわらかアカデミズム・〈わかる〉シリーズ，ミネルヴァ書房，2016，pp.48-49.
(10) 稲沢公一・岩崎晋也『社会福祉をつかむ』Textbooks tsukamu，有斐閣，2008，p.214.
(11) 宇山勝儀『新しい社会福祉の法と行政（第4版）』光生館，2006，p.163.
(12) 野﨑和義『福祉のための法学（第3版増補）―社会福祉の実践と法の理念』法学シリーズ職場最前線2，ミネルヴァ書房，2009，p.335.
(13) 中井博文『よくわかる介護保険のすべて（第7版）―介護保険を上手に利用するために』佐久書房，2007，p.67.
(14) 和田勝・唐澤剛『介護保険の手引（平成19年版）』ぎょうせい，2007，p.96.
(15) 介護支援専門員テキスト編集委員会編『八訂 介護支援専門員基本テキスト第1巻 介護保険制度と介護支援』長寿社会開発センター，2018，p.71.

▌理解を深めるための参考文献

● 古川孝順『社会福祉原論（第2版）』誠信書房，2005.
　社会福祉の理念、展開、基本的性格、対象、政策、制度、運営、援助などを中心として、社会福祉学の全体像を理論的かつ体系的にわかりやすく論じている。
● 蟻塚昌克『入門社会福祉の法制度（第3版）―行財政の視点からみた全体図』Minerva 福祉ライブラリー71，ミネルヴァ書房，2008.
　複雑多岐な社会福祉の諸制度の全体像について、行財政の視点から簡潔かつ平易に説明し、社会福祉の基本的考え方や運用の方向性を示している。
● 社会福祉の動向編集委員会編『社会福祉の動向2015』中央法規出版，2015.
　社会福祉改革の最近の動向、社会福祉の行財政の概要、社会福祉の分野別（公的扶助、地域福祉、児童家庭福祉、障害者福祉、高齢者福祉など）の現状などについて、図表を用いながら、コンパクトにまとめている。

ジェネリックポイント

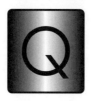

一般的に、社会福祉行政における国・都道府県・市町村の役割分担は、それぞれどのようになっているのでしょうか？

社会福祉行政における国と地方公共団体（都道府県・市町村）の役割分担については、一般に、主として国が政策の企画立案および都道府県・市町村への指導・助言・援助、都道府県が連絡調整および市町村への指導・助言・援助、市町村がサービスの実施などという役割分担になっています。すなわち、社会福祉行政においては、国が全国的な視点からの施策の推進や、全国的な統一が求められるものに関する事務を行い、都道府県がサービス基盤の整備や市町村への専門的な支援を行い、市町村が直接的な住民への福祉サービス提供に関する事務を担うという三層（重層）構造になっています。

　国の役割としては、①社会福祉全般の基本的な制度の企画立案、②全国的な計画の策定・最低基準の設定、③都道府県・市町村に対する援助・助言・指導などがあります。

　都道府県の役割としては、①社会福祉サービスの基盤整備、②市町村間の連絡・広域調整、③市町村に対する援助・助言・指導などがあります。

　市町村の役割としては、①地域に密着したサービスについて、住民による総合的な提供システムの構築や調整、②住民のニーズに即した基本的なサービスの実施などがあります。

　こうして、国・都道府県・市町村は、相互の連携を図り、それぞれの役割を果たしながら、社会福祉行政の推進に努めているのです。

　今日では、多様化する地域の福祉ニーズに対応した福祉の実施が求められており、住民に身近な行政機関である地方公共団体（特に市町村）の役割が一層大きくなっています。

コラム 福祉公社

　「福祉公社」は、地方公共団体の提供する福祉サービスを補う目的で、有料在宅福祉サービスを提供する団体・機関である。その特徴として、①在宅福祉サービスの供給に住民が参加していること、②適切な料金を払ってでも、望むサービスを受けたいというニーズに応えるものであること、③多種多様化する福祉ニーズに対応するものであることなどが挙げられる。

　よく知られた福祉公社としては、東京都の武蔵野市福祉公社がある。これは、1980（昭和55）年に創立され、その目的は、高齢者や障害者等に対して、健康情報や福祉サービスの提供を通じて、地域の福祉サービスを補完し、市民福祉の増進に寄与することにある。

　その主な事業内容としては、①高齢者の保健・医療・福祉サービスに関する啓発普及事業、②高齢者の福祉に関する調査研究開発事業、③高齢者総合相談事業、④高齢者の生きがいと健康づくり推進事業、⑤高齢者等の有償福祉サービス事業、⑥介護保険法に基づく福祉サービス事業、⑦福祉人材の育成事業、⑧高齢者等の権利擁護事業、⑨在宅介護支援センター業務に関する事業などがある。

第4章 国と地方公共団体の関係

1

今日の社会福祉行政をめぐる国と地方公共団体の関係は、
地方分権化の流れの中で大きな変化を遂げてきているため、
地方分権の意義をはじめ、
地方分権化の必要性や動向について理解する。

2

地方分権の推進を図るための関係法律の整備等に関する法律
（地方分権一括法）と
それに伴う各種の法改正などを通じて、国と地方公共団体の関係が
どのように変化してきているのかについて理解する。

3

近年、国と地方公共団体の
新たな役割分担の提示としてみることができる
三位一体改革、市町村合併、地域主権改革について理解する。

1. 地方分権の推進

A. 地方分権の意義

地方分権　　　　　地方分権とは、日本国憲法で定める地方自治の理念に基づき、その地域

地方自治　　　　住民のニーズに対応し、全般的な住民の福祉を達成するために、地域業務
にかかわる権限と責任を国から地方公共団体に委譲することをいう。福祉

社会福祉行政　　改革が進展していく中で、今日の社会福祉行政は大きく転換してきてい

地方の時代　　　る[1]。特に「国から地方へ」あるいは「地方の時代」と長年唱えられてき
た地方分権は、社会福祉に関する行政運営に多大な影響を与えるものである。

　　　社会福祉だけでなく、すべての行政分野において、地方分権化は地方公
共団体にとって自らの業務を遂行する上で必要不可欠のものである。地方
公共団体が、地域住民の多様なニーズに迅速に応答し、社会福祉を増進す
るためには、自らの業務にかかわる権限と責任が必然的に要請される。

　　　しかしながら、地方公共団体の事務については、これまで地方公共団体
が自己の責任と負担において住民福祉のために行う本来の事務が、国から
機関委任事務　　委任された機関委任事務の増加によって圧迫され、地方公共団体が国の行
政の下請機関化していると批判されてきた。地方公共団体が機関委任事務
を管理・執行する上で主務大臣の包括的な指揮監督の下に置かれ、その自
主性・自立性が妨げられていたのである。

　　　そこで、住民に身近な行政はできる限り地方公共団体が処理するよう国
と地方の役割分担を明確にする地方分権が推進されている。今日、国と地
方公共団体の関係を考えるにあたって、とりわけ地方分権は重要な問題で
ある。1980年代以降、地方分権の動きが加速し、社会福祉行政において
も諸改革によって一層の地方分権化が図られてきている。

B. 地方分権化の必要性

　　　地方分権化は、これまでの国が主導で政策を決定し、サービスを提供す
る体制から、住民に身近な地方公共団体を基盤とした福祉体制へと転換す
るものである。それでは、具体的に地方分権化がなぜ必要になったのであ
ろうか。その理由を要約すると、次のようになる[2]。すなわち、①国際社
会での課題が増大する中で、国家の課題には国が、地域の課題には地方公

共団体が、それぞれ対応する必要があるためである。②地方公共団体に権限を与えることによって、地方の産業・文化などを活性化し、東京一極集中の是正を図るためである。③地域間格差が拡大する一方で、地方の衰退が目立ち始めたためである。④少子高齢社会に対応した保健・医療・福祉サービスの総合化を中核に据えた地域福祉政策が地方公共団体に迫られているためである。

C. 地方分権化の動向

　社会福祉行政をめぐる国と地方公共団体の関係は、地方分権の流れの中で変化を遂げてきている[3]。かつての社会福祉行政では、国が上級機関として社会福祉行政の中心的な役割を担い、都道府県知事や市町村長を国の下級機関とみなして社会福祉の実務を実施する機関委任事務制度により運営がなされていた。たとえば、生活保護法に関する事務では、国（厚生大臣）は都道府県知事および市町村長を、都道府県知事は市町村長を包括的に指揮監督するものとされていた。

　しかしながら、社会福祉が地方公共団体の事務として定着し、地方公共団体が主体的に担うことが求められる在宅福祉サービスが社会福祉の基調となり、地方公共団体の独自事業が拡充していることなどから、1986（昭和61）年の「地方公共団体の執行機関が国の機関として行う事務の整理及び合理化に関する法律」（事務整理合理化法）により、社会福祉施設への入所措置事務を地方公共団体の長などに実施させる機関委任事務が、地方公共団体の団体委任事務へと移行した。

　1999（平成11）年に「地方分権の推進を図るための関係法律の整備等に関する法律」（以下、地方分権一括法）が制定され、2000（平成12）年4月に施行された。地方分権一括法によって、機関委任事務制度が廃止され、地方公共団体の事務は、法定受託事務と自治事務に再編成された。その結果、生活保護の実施や社会福祉法人の認可などは法定受託事務となったが、その他のほとんどの社会福祉事務は自治事務となった。

　地方分権一括法以降、行財政の効率化・合理化と基盤強化を目的とする「市町村合併」や、国からの補助金と地方交付税を削減し、その財源を国税から地方税に移譲するという「三位一体改革」が行われている。2006（平成18）年の地方分権改革推進法によって設置された地方分権改革推進委員会では、国の地方公共団体への関与のあり方や税源移譲などについて議論がなされている。2011（平成23）年4月に「地域の自主性及び自立性を高めるための改革の推進を図るための関係法律の整備に関する法

律」（第1次一括法）が成立し、地方公共団体の自主性強化のため、その事務処理に対する法令の義務づけ・枠づけの見直しなどが行われた。

以下、このような地方分権化の動向の中で、国と地方公共団体の関係を考えるにあたって特に重要な項目を取り上げ、2節に分けて説明する。

2. 地方分権一括法の制定と行政改革

1999（平成11）年に制定された地方分権一括法は、地方自治法を含め475の関係法律を一括改正したもので、2000（平成12）年4月から施行されている。この法律は、従来の中央集権型行政システムを地方分権型行政システムに転換するものであり、地方公共団体の自主性・自立性を高め、個性豊かで活力に満ちた地域社会の実現を図ることを目的としている。

地方分権一括法により、国と地方公共団体における行政上の役割分担の改革や国の事務の執行方法などの改革が、行政の全領域にわたって大幅に実施され、地方分権化が促進されることとなった。

国と地方公共団体との関係は、これまで幾多の調整を重ねて推移してきたが、少子高齢化、行政の効率化、規制緩和、地方の時代への対応など新しい時代の要請に応えるため、地方自治の視点を再認識しつつ、広範囲にわたって行政改革が実施されてきている。この地方分権一括法によって、国と地方公共団体の関係は、「上下・主従関係」から「対等・協力関係」に変わるとされる(4)。

規制緩和

行政改革

対等・協力関係

ここで、国と地方公共団体の関係の観点から、地方分権一括法とそれに伴う法制度改正の主要な内容をまとめると、次のようになる(5)。

A. 国と地方公共団体の役割分担の明確化

地方分権一括法により、地方公共団体に権限委譲がなされていくと同時に、従来曖昧であった国と地方公共団体の役割分担が明確になった。

国の守備範囲は、①外交や防衛などの国際社会における国家としての存立にかかわる事務、②全国的かつ統一的な実施が望まれる事務、③地方自治に関する基本的な準則に関する事務、④全国的な規模・視点に立って行う必要のある施策・事業の実施などとされ、国が本来果たすべき役割を重点的に担うこととなった。これに対して、住民に身近な行政はできる限り

地方公共団体に委ねることとなり、地方公共団体の自主性および自立性を十分に発揮し、地方公共団体が住民の福祉を推進することを基本として、地域における行政を自主的かつ総合的に実施する役割を広く担うことが明らかにされた（地方自治法1条の2）。

　社会福祉行政においては、基本的に、国が社会福祉の制度・施策を企画・立案し、都道府県が調整・指導・援助し、市町村がサービスを実施するというシステムであり、その実施を支える負担金や補助金も、国から都道府県を経て市町村に配分されている。

B. 機関委任事務制度の廃止

　機関委任事務とは、都道府県知事や市町村長などの地方公共団体の執行機関に対して、国または他の地方公共団体などから、法律または法律に基づく政令によって委任された事務をいう。機関委任事務の処理にあたっては、首長などを国の下部機関とみなして、事務を所管する国の省庁に包括的な指揮監督権を与えるとともに、首長に対して職務執行命令を出すことができた。その他にも、地方議会の条例制定権などの議決権が及ばないだけでなく、原則として議会の関与もできないなど、住民自治の観点からみると大きな問題点を有する制度であった。生活保護決定に関する事務をはじめ、社会福祉諸法における福祉の措置の多くは機関委任事務とされていた。

　そこで、地方自治法改正では、都道府県知事や市町村長を国の機関として、国の指揮監督の下に国の事務を処理させる機関委任事務制度を廃止し、機関委任事務に関する規定を地方自治法などから削除し、地方公共団体が処理する事務を「自治事務」と「法定受託事務」とに再編成した（図4-1）。

　このような機関委任事務制度の廃止および事務の再構成によって、社会福祉に関する事務は、生活保護法施行事務、社会福祉法人監査事務などが国から地方公共団体への法定受託事務となり、国は事務処理基準を示し、地方公共団体はこれに沿って事務を執行することとなった。また、その他の社会福祉関係の事務（児童福祉法施行事務、身体障害者福祉法施行事務、知的障害者福祉法施行事務など）、社会福祉施設監査事務などは、地方公共団体固有の事務である自治事務となった。

　こうして、国は自治事務について事務処理の標準的な指針を作成し、地方公共団体の求めに応じて専門的・技術的助言を行うものとされ、こうすることによって地方公共団体が主体となった社会福祉行政の実施体制が形成されることとなった。

機関委任事務

自治事務

法定受託事務

生活保護法施行事務

社会福祉法人監査事務

児童福祉法施行事務

身体障害者福祉法施行事務

知的障害者福祉法施行事務

社会福祉施設監査事務

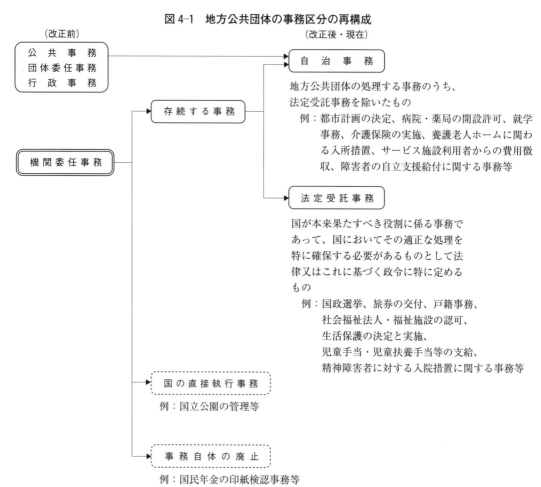

図 4-1　地方公共団体の事務区分の再構成

（改正前）

公 共 事 務
団 体 委 任 事 務
行 政 事 務

機 関 委 任 事 務

存 続 す る 事 務

（改正後・現在）

自 治 事 務

地方公共団体の処理する事務のうち、
法定受託事務を除いたもの
　例：都市計画の決定、病院・薬局の開設許可、就学
　　　事務、介護保険の実施、養護老人ホームに関わ
　　　る入所措置、サービス施設利用者からの費用徴
　　　収、障害者の自立支援給付に関する事務等

法 定 受 託 事 務

国が本来果たすべき役割に係る事務で
あって、国においてその適正な処理を
特に確保する必要があるものとして法
律又はこれに基づく政令に特に定める
もの
　例：国政選挙、旅券の交付、戸籍事務、
　　　社会福祉法人・福祉施設の認可、
　　　生活保護の決定と実施、
　　　児童手当・児童扶養手当等の支給、
　　　精神障害者に対する入院措置に関する事務等

国 の 直 接 執 行 事 務

　例：国立公園の管理等

事 務 自 体 の 廃 止

　例：国民年金の印紙検認事務等

出典）総務省ウェブサイト「平成 12 年地方分権一括法による自治法改正」
　　　（http://www.soumu.go.jp/main_content/000032768.pdf）を一部改変.

C. 国の関与の見直し

　地方分権一括法は、地方公共団体に対する国の関与について見直しと整
備を行った。具体的には、地方自治法改正により、国などの関与制度の見
直しと基本原則の法定、新しい事務区分にふさわしい関与の基本類型と手
続、関与に関する係争手続の整備などが行われた。

　国の地方公共団体に対する関与の廃止としては、たとえば、生活保護事
務に関する都道府県および市町村に対する厚生労働大臣の指揮監督ならび
に市町村に対する知事の指揮監督の廃止などが挙げられる。

　また、機関委任事務にかかわる包括的な指揮監督権を廃止し、地方公共
団体の事務処理に対する国の関与の基本類型として、助言、同意、許可、
指示、代執行などの関与が規定された（地方自治法 245 条）。

地方公共団体は、その事務処理に関し、法律またはこれに基づく政令によらなければ国の関与を受けることはなく、国による地方公共団体への関与は目的達成のために必要最小限度のものとされる。

国の関与の見直しに関連して、地方公共団体に対する国の関与をめぐる係争処理の制度が設けられた。この係争処理制度は、国と地方公共団体との間で関与をめぐる係争が生じた場合に、行政内部の公平・中立な第三者機関の判断によって簡易かつ迅速にこれを処理し、行政内部において解決しない場合、違法に関するものは、最終的に裁判所の判断によって解決を図るというものである[6]。国の関与に関する国と地方公共団体との係争処理については、「国地方係争処理委員会」が新設された（地方自治法250条の7以下）。これは、対等・協力関係を基本とする国と地方公共団体の関係にふさわしい合理的な係争処理の仕組みとして設けられたものである。

国地方係争処理委員会

3. 地方分権一括法以降の主要な改革

A. 地方分権改革推進法の制定

地方分権一括法以後も、地方分権の推進に関する議論がなされ、2006（平成18）年12月には「地方分権改革推進法」が制定された。この法律では、国と地方公共団体が分担すべき役割を明確化し、地方公共団体の自主性・自立性を高めることを基本理念としている。また、国から地方公共団体への権限委譲だけでなく、国・地方公共団体ともに行政の簡素化・効率化を推進することとしている。この法律を具体化するために、2007（平成19）年、内閣府に地方分権改革推進委員会が設置された。同委員会では、国と地方公共団体の役割分担や国の関与のあり方の見直し、これに応じた税源配分などの財政上の措置のあり方について検討を行うものである。

地方分権改革推進法

地方分権改革推進委員会

B. 三位一体改革

地方分権一括法により国と地方公共団体が対等関係となったとはいえ、地方公共団体が自らの判断と裁量で事務を展開する裏づけとなる財源が確立されていなければ、真の地方分権の実現とはいえない。

そこで、2001（平成13）年に内閣総理大臣の諮問機関として地方分権

地方分権推進会議

推進会議が設置された。「地方でできることは地方で」という考え方の下で進められる改革の方針は、①国から地方への税源移譲、②国庫補助負担金の削減、③地方交付税制度の見直しの3つを一体的に行うことから「三位一体改革」と呼ばれている[7]。この改革は、地方分権を財政面から強化する観点から打ち出されたものである。今日の福祉行政においては、地方公共団体の役割が大きくなっていることから、制度運用の面だけでなく、財政面でも地方公共団体が主体性を発揮できるよう、国と地方公共団体の財政関係を見直すことが重要となっている。

2004（平成16）年から三位一体改革が実施され、税財源移譲が段階的に始まった。三位一体改革は、基本的には地方分権の趣旨に添い、住民に身近な地方公共団体が自主的・主体的に施策を推進することが狙いである。財源配分や負担割合だけの問題ではなく、国と地方の役割分担のあり方を踏まえて進められ、その改革の成果は、地方分権の成否を占う重要な指標となるものである。

C. 市町村合併

地方分権一括法によって、「市町村の合併の特例に関する法律」（以下、合併特例法）が改正された。合併特例法は、市町村の合併推進のため、合併協議会設置、住民発議制度、市町村建設計画のほか、2005（平成17）年3月までに合併する場合は市制施行のための人口に関する要件を3万人以上とするなどの特例を定めるものであった。

市町村合併の狙いは、地方分権化、少子高齢化などに対応して、市町村の行財政基盤の強化、行政組織・運営の効率化などを図ることにある[8]。

合併特例法改正により、市町村の自主的な合併がさらに促進された。市町村合併を推進することによって、行政の効率化、適正な資源配分、団体間の格差の縮小などが実現するとされている。市町村合併により、行政運営の効率化や財政基整の整備が図られる一方で、市町村が広域化したことによるきめ細かな行政サービスの空洞化やコミュニティの崩壊が危惧されている。

D. 地域主権改革

国と地方公共団体の関係を対等に対話できる関係へと転換し、地域のことは地域に住む住民が責任を持って決められるように「地域主権改革」が推進されている。2009（平成21）年には、内閣府に「地域主権戦略会議」

が設置され、地域主権改革に関する施策等が検討・実施されている。

　2011（平成 23）年 4 月に「地域の自主性及び自立性を高めるための改革の推進を図るための関係法律の整備に関する法律」（第 1 次一括法）が制定され、児童福祉施設等の設備・運営基準が都道府県の条例に委任されるなど、地方公共団体の条例制定権が拡大された。その後も、同法は数回制定され、2018（平成 30）年 6 月には第 8 次一括法が制定され、国から地方公共団体への事務・権限の移譲などについて、関係法律の整備が行われている。また、2011（平成 23）年 4 月、国と地方の対等関係の実質化を図るため、「国と地方の協議の場に関する法律」が制定されている。

国と地方の協議の場に関
する法律

注）
(1)　山縣文治・岡田忠克編『よくわかる社会福祉（第 11 版）』やわらかアカデミズム・〈わかる〉シリーズ，ミネルヴァ書房，2016，pp.60-61.
(2)　仲村優一・一番ヶ瀬康子・右田紀久恵監修／岡本民夫・田端光美・濱野一郎・古川孝順・宮田和明編『エンサイクロペディア社会福祉学』中央法規出版，2007，p.491.
(3)　蟻塚昌克『入門社会福祉の法制度（第 3 版）—行財政の視点からみた全体図』Minerva 福祉ライブラリー 71，ミネルヴァ書房，2008，p.42.
(4)　山崎正『最新地方行政入門』日本評論社，2004，p.39.
(5)　宇山勝儀『新しい社会福祉の法と行政（第 4 版）』光生館，2006，p.182.
(6)　松本英昭『地方自治法の概要（第 6 次改訂版）』学陽書房，2014，p.419.
(7)　田中一昭編『行政改革（新版）』ぎょうせい，2006，p.226.
(8)　川村匡由編『市町村合併と地域福祉—「平成の大合併」全国実態調査からみた課題』Minerva 福祉ライブラリー 86，ミネルヴァ書房，2007，p.4.

 国の関与についての法定主義

　地方自治法上、地方公共団体は、その事務処理に関し、法律またはこれに基づく政令によらなければ、国の関与を受けることはないと規定されている（245 条の 2）。これは、地方公共団体に対する国の関与についての法定主義を定めたものであり、国と地方公共団体は対等・協力の関係を基本とする考え方に基づくものである。地方公共団体に対する国の関与とは、地方公共団体の事務処理に関し、国の行政機関が行う「助言・勧告」、「資料提出要求」、「是正要求」、「同意」、「許可・認可・承認」、「指示」、「普通地方公共団体との協議」などをいうものとされている（同法 245 条）。

　地方分権一括法の制定に伴う地方自治法改正により、機関委任事務制度が廃止され、包括的な指揮監督権も廃止されたことから、国が地方公共団体に関与する場合には、法律またはこれに基づく政令の根拠

が必要となったのである。さらに、国の関与については、その目的を達成するために必要な最小限度のものとすること、および地方公共団体の自主性・自立性に配慮しなければならないとされている。

■理解を深めるための参考文献
●山本隆『福祉行財政論―国と地方からみた福祉の制度・政策』中央法規出版, 2002.
　行財政の側面から、諸外国（イギリス、スウェーデン、アメリカ）をはじめ、日本の社会福祉における国と地方の関係を中心に論じている。日本における国と地方の関係については、社会福祉の分野別に検証している。
●宇山勝儀『新しい社会福祉の法と行政（第4版）』光生館, 2006.
　社会福祉行政の新しい動向、広範囲にわたる社会福祉の法と行財政、社会福祉行政の戦略的経営について簡潔に分かりやすく解説している。

■ジェネリックポイント

1999（平成11）年制定の地方分権一括法によって国と地方公共団体の関係は、どのように変わることになったのでしょうか？

地方分権一括法の制定によって、従来の中央集権型行政システムが地方分権型システムへと転換されることとなりました。たとえば、国と地方公共団体の役割分担が明確になり、それまでの機関委任事務制度による国の地方公共団体に対する包括的な指揮監督が廃止され、地方公共団体の事務が自治事務と法定受託事務とに分類されました。地方公共団体に対する国の関与は、必要最小限の関与とされることとなりました。そして、国と地方公共団体との間で関与をめぐる係争が生じた場合、その係争処理制度として国地方係争処理委員会が新設されました。

　こうして、国と地方公共団体の関係が上下・主従関係から、対等・協力関係に転換することとなったのです。社会福祉行政においては一層の地方分権化が促進され、社会福祉サービスの実施責任が地方公共団体に委譲されることで、地方公共団体がその権限と責任によって実施すべき自治事務の範囲が相対的に拡大されました。ほとんどの社会福祉関係事務が地方公共団体の自治事務として位置づけられ、住民の身近な地方公共団体が社会福祉行政の実施にあたるという構図が明確にされたのです。また、地域住民の全般的な福祉にも変革を促すものとなっています。

第5章 福祉の財源

1

福祉の財源を考える上で、まずは、
社会福祉にいったいどれほどの費用がかかっているのかという現状を
理解する。
社会保障給付費という観点から、社会保障という大きな枠の中で
社会福祉に用いられている金額をみてみよう。

2

さらに、具体的な社会福祉に向けられる公費について、
国では社会保障関係費という観点から、
地方公共団体では民生費という観点から、
財政の動きを理解する。

3

公費としてこれまで典型的なものであったものに措置費があるが、
そのほか、社会福祉における利用者負担、保険料財源についても
今後は十分に理解をする。

4

社会福祉には、
公的資金だけではなく、民間資金も用いられていることを
理解する。

1. 社会福祉の費用と財源の動向

A. 社会保障給付費の現状

まず社会福祉に対して使われている費用をみることで、福祉の財源を考える糸口としてみよう。ILO（国際労働機関）が定めた基準に基づき、公的な社会保障制度における1年間の給付総額を示す社会保障給付費の現状を示したのが、**表5-1**である。また、**図5-1**は、ILO基準における社会保障財源と社会保障給付のイメージ図である。

2017（平成29）年度の社会保障給付費の総額は120兆2,443億円、国民1人当たり94万9,000円であり、対前年度比の伸び率は1.6%、対国民所得比は21.97%となっている。

部門別（部門別社会保障給付費）では、①医療（医療保険、老人保健の医療給付、生活保護の医療扶助、労災保険の医療給付、結核、精神その他の公費負担医療、保健所等が行う公衆衛生サービスにかかる費用など）が39兆4,195億円（32.8%）、②年金（厚生年金、国民年金等の公的年金、恩給および労災保険の年金給付など）が54兆8,349億円（45.6%）、③福祉その他（社会福祉サービスや介護対策にかかる費用、生活保護の医療扶助以外の各種扶助、児童手当等の各種手当、医療保険の傷病手当金、労災保険の休業補償給付、雇用保険の失業給付）が25兆9,898億円（21.6%）

社会保障給付費

部門別社会保障給付費

医療

年金

福祉その他

表5-1　部門別社会保障給付費

社会保障給付費	2016年度	2017年度	対前年度比	
			増加額	伸び率
計	億円 1,184,089 (100.0)	億円 1,202,443 (100.0)	億円 18,353	% 1.6
医療	388,128 (32.8)	394,195 (32.8)	6,068	1.6
年金	543,800 (45.9)	548,349 (45.6)	4,550	0.8
福祉その他	252,162 (21.3)	259,898 (21.6)	7,736	3.1
介護対策（再掲）	97,063 (8.2)	101,016 (8.4)	3,953	4.1

注）　（　）内は構成割合である．

出典）国立社会保障・人口問題研究所「平成29年度社会保障費用統計」2019, p.10.
（http://www.ipss.go.jp/ss-cost/j/fsss-h29/H29.pdf）2019年8月22日検索.

図5-1　ILO基準における社会保障財源と社会保障給付のイメージ図（2017年度）

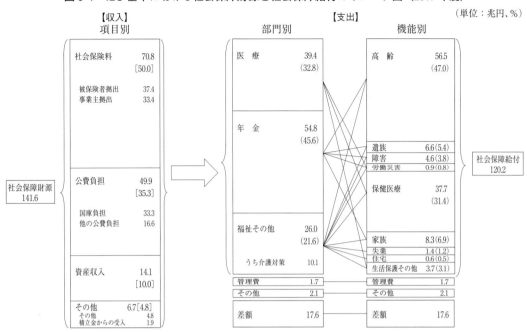

注1）2017年度の社会保障財源は141.6兆円（他制度からの移転を除く）であり，［　］内は社会保障財源に対する割合．
注2）2017年度の社会保障給付費は120.2兆円であり，（　）内は社会保障給付費に対する割合．
注3）収入のその他には積立金からの受入等を含む．支出のその他には施設整備費等を含む．
注4）差額は社会保障財源（141.6兆円）と社会保障給付費，管理費，運用損失，その他の計（124.0兆円）の差であり，他制度からの移転，他制度への移転を含まない．差額は積立金への繰入や翌年度繰越金である．
出典）国立社会保障・人口問題研究所「平成29年度社会保障費用統計」2019，p.15.
（http://www.ipss.go.jp/ss-cost/j/fsss-h29/H29.pdf）2019年8月22日検索．

となっている。ただし、社会保障給付費の部門別にはそれぞれ多様な経費が含まれている点に留意した上で、社会保障の給付の現状を把握することが必要である。

　また、社会保障財源と社会保障給付のイメージ図からは、社会保障の財源と各社会保障制度などの関連の全体像が把握できよう。

B. 社会保障給付費の動向

　図5-2は、社会保障給付費の推移を示している。社会保障給付費の総額は、1970（昭和45）年に3.5兆円、1980（昭和55）年に24.8兆円、1990（平成2）年に47.4兆円、2000（平成12）年に78.4兆円、2018（平成30）年には121.3兆円と増加している。また、社会保障給付費の対国民所得比では、1999（平成11）年以降20％を超える高い水準となっている。

　また、部門別の社会保障給付費の推移では、年金の占める割合が一貫して増大している。しかし、2000（平成12）年4月の介護保険制度創設後、

対国民所得比

67

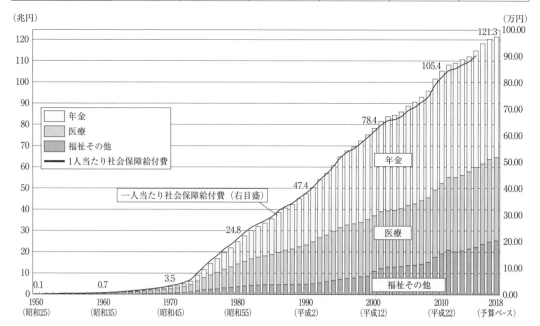

図 5-2　社会保障給付費の推移

	1970	1980	1990	2000	2010	2018 (予算ベース)
国民所得額（兆円）A	61.0	203.9	346.9	386.0	361.9	414.1
給付費総額（兆円）B	3.5 (100.0%)	24.8 (100.0%)	47.4 (100.0%)	78.4 (100.0%)	105.4 (100.0%)	121.3 (100.0%)
（内訳）　年金	0.9 (24.3%)	10.5 (42.2%)	24.0 (50.7%)	41.2 (52.6%)	53.0 (50.3%)	56.7 (46.8%)
医療	2.1 (58.9%)	10.7 (43.3%)	18.6 (39.1%)	26.2 (33.5%)	33.2 (31.5%)	39.2 (32.4%)
福祉その他	0.6 (16.8%)	3.6 (14.5%)	4.8 (10.2%)	11.0 (14.0%)	19.2 (18.2%)	25.3 (20.9%)
B／A	5.77%	12.15%	13.67%	20.31%	29.11%	29.29%

資料：国立社会保障・人口問題研究所「平成 27 年度社会保障費用統計」、2016 年度、2017 年度、2018 年度（予算ベース）
　　　は厚生労働省推計、2018 年度の国民所得額は「平成 30 年度の経済見通しと経済財政運営の基本的態度（平成 30 年 1
　　　月 22 日閣議決定）」
（注）図中の数値は、1950,1960,1970,1980,1990,2000 及び 2010 並びに 2018 年度（予算ベース）の社会保障給付費（兆円）である。
出典）厚生労働省ウェブサイト『平成 30 年版厚生労働白書（資料編）』p.20.
　　　（http://www.mhlw.go.jp/wp/hakusho/kousei/18-2/dl/01.pdf）2019 年 8 月 22 日検索.

　「介護」の割合が増大し、今後は**図 5-3** の「社会保障給付費の見通し」が
示すように、「医療」の占める割合が増大する見通しとなっている。
　このように社会福祉を含む社会保障に向けられる費用が今後とも上昇し、
対国民所得費も増大することが想定される中、その財源をいかに確保すべ
きかについて、国や地方公共団体といった全体としても、また各施設とし
ても、真摯な検討を加えるべき時期にあるといえよう。

C. 社会保障財源の概要

　表 5-2 は、2016（平成 28）年度と 2017（平成 29）年度の項目別社会保
障財源を示したものである。2017 年度の社会保障財源の総額は、141 兆
5,693 億円で対前年度比の伸び率は 3.7％の増加となっている。項目別割合

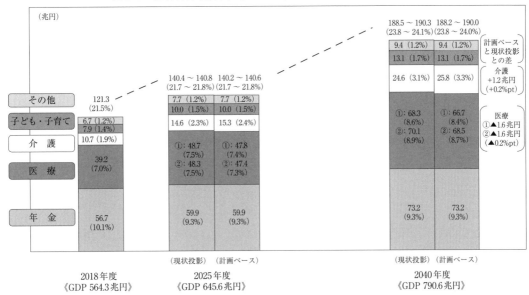

図5-3 社会保障給付費の見通し（経済：ベースラインケース）

（注1）（ ）内は対GDP比。医療は単価の伸び率について2通りの仮定をおいており給付費に幅がある。
（注2）「現状投影」は、医療・介護サービスの足下の利用状況を基に機械的に計算した場合。「計画ベース」は、医療は地域医療構想及び第3期医療費適正化計画、介護は第7期介護保険事業計画を基礎とした場合。
出典）厚生労働省ウェブサイト『平成30年版厚生労働白書（資料編）』p.23.
（http://www.mhlw.go.jp/wp/hakusho/kousei/18-2/dl/01.pdf）2019年8月22日検索.

では、社会保険料が50.0％、公費負担が35.3％、他の収入が14.7％となっている。大別すると社会保険に関連した制度には保険料が充てられ、社会福祉には税金を財源とする国や地方公共団体の負担金である公費が充てられているといえるが、社会保障の各制度には保険料も公費もその財源とされることがあることに留意する必要があろう。たとえば、介護保険における給付費負担割合は、保険料が50％、公費が50％となっている。

公費は、国と地方それぞれが負担することから、国の財源、地方公共団体の財源に対する考察が必要となる。

社会保険料

公費負担

D. 社会保障と税の一体改革

1961（昭和36）年に国民皆保険・皆年金というわが国の社会保障制度の基本が形成された。その後半世紀以上を経過し、少子高齢化の急激な進展、雇用慣行の変化、社会保障費の急増に伴う財源不足等、わが国の社会保障制度を取り巻く環境も大きく変わり、日本の社会保障制度の財源の確保に対して早急な対応が必要とされてきた。その1つの対応策として検討されてきたのが「社会保障と税の一体改革」である[1]。

この改革は、政府の2008（平成20）年「社会保障国民会議」、2009（平

社会保障と税の一体改革

表 5-2　項目別社会保障財源

社会保障財源	2016 年度	2017 年度	対前年度比	
			増加額	伸び率
計	億円 1,365,252 (100.0)	億円 1,415,693 (100.0)	億円 50,441	% 3.7
1. 社会保険料	688,926 (50.5)	707,979 (50.0)	19,053	2.8
被保険者拠出	364,949 (26.7)	373,647 (26.4)	8,698	2.4
事業主拠出	323,977 (23.7)	334,332 (23.6)	10,355	3.2
2. 公費負担	493,504 (36.1)	499,269 (35.3)	5,765	1.2
国庫負担	332,309 (24.3)	333,167 (23.5)	858	0.3
他の公費負担	161,195 (11.8)	166,102 (11.7)	4,907	3.0
3. 他の収入	182,822 (13.4)	208,445 (14.7)	25,623	14.0
資産収入	103,224 (7.6)	141,145 (10.0)	37,921	36.7
その他	79,597 (5.8)	67,300 (4.8)	△ 12,297	△ 15.4

注 1)（　）内は構成割合である．
注 2) 公費負担とは「国庫負担」と「他の公費負担」の合計である．「他の公費負担」とは，①国の制度等に基づいて地方公共団体が負担しているもの，②地方公共団体の義務的経費に付随して，地方公共団体が独自に負担しているもの，である．ただし，③国の制度等に基づかず地方公共団体が独自に行っている事業については，認可外保育所等の一部の就学前教育・保育に係る事業及び公費負担医療給付分が含まれている．
注 3)「資産収入」については，公的年金制度等における運用実績により変動することに留意する必要がある．また，「その他」は積立金からの受入を含む．
出典) 国立社会保障・人口問題研究所「平成 29 年度社会保障費用統計」2019，p.14.
（http://www.ipss.go.jp/ss-cost/j/fsss-h29/H29.pdf）2019 年 8 月 22 日検索．

成 21) 年「安心社会実現会議」で議論され、2012（平成 24）年には「社**社会保障制度改革推進法**会保障・税一体改革大綱」が閣議決定された。同年、この大綱に基づき社会保障制度改革推進法、税制抜本改革法等の関連法案が可決・成立した。社会保障制度改革推進法に基づき設置された社会保障制度改革国民会議において、社会保障制度の基本方針等が議論され、2013（平成 25）年に報告書がまとめられている。同年、この報告書等を踏まえ、「持続可能な社**社会保障改革プログラム法**会保障制度の確立を図るための改革の推進に関する法律（社会保障改革プログラム法)」が成立・施行された。

　図 5-4 にあるように国の歳入における公債は増大し、歳出においては社会保障費が増大している。将来世代への負担の先送りである公債に依存しないために、社会保障と税の一体改革は、社会保障の安定財源確保と財政健全化を図っている。そこで、この改革では、安定的な財源であり高い財源調達力がある等、社会保障の財源としてふさわしいとされる消費税の増税が主たる道具と考えられた。また、従来の消費税収（国分）が、年金・

図 5-4　国の歳出・歳入構造の変化

○平成 2（1990）年度と平成 29（2017）年度の国の一般会計の構造を比べると、公債金が大幅に増加するとともに、
社会保障関係費も大幅に増加し、国の一般歳出（政策経費）の半分以上を占めるようになった。

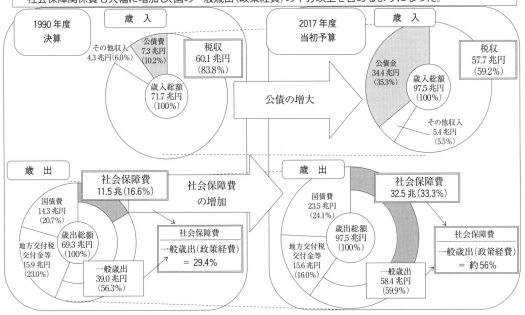

出典）厚生労働省ウェブサイト『社会保障改革』
　　　（https://www.mhlw.go.jp/stf/seisakunitsuite/bunya/hokabunya/shakaihoshou/kaikaku_1.html）
　　　2019 年 8 月 22 日検索.

図 5-5　平成 31 年度の消費税増収分の使途について

〈31年度消費税増収分の内訳〉　（公費ベース）　　　　　　　　　　　（注）《増収額計：10.3兆円》

○基礎年金国庫負担割合2分の1　　　　　　　　　　　　　　　　　　　　3.3 兆円
　（平成24・25年度の基礎年金国庫負担割合2分の1の差額に係る費用を含む）

○社会保障の充実　　　　　　　　　　　　　　　　　　　　　　　　　　2.17 兆円
　・子ども・子育て支援の充実
　・医療・介護の充実
　・年金制度の充実
　・幼児教育・保育の無償化
　・待機児童の解消
　・介護人材の処遇改善

○消費税率引上げに伴う社会保障4経費の増　　　　　　　　　　　　　　0.47 兆円
　・診療報酬、介護報酬、年金、子育て支援等についての物価上昇に伴う増

○後代への負担のつけ回しの軽減　　　　　　　　　　　　　　　　　　　4.4 兆円
　・高齢化等に伴う自然増を含む安定財源が確保できていない既存の社会保障費

（注）軽減税率制度による減収分は考慮していない

出典）内閣官房ウェブサイト『平成 31 年度の社会保障の充実・安定化等について』
　　　（http://www.cas.go.jp/jp/seisaku/syakaihoshou/pdf/shiryo_h301221.pdf）2019 年 8 月 22 日検索.

高齢者医療・介護の高齢者3経費に充てられていたのに対し、この改革は全世代対応型の社会保障を目指し、子育て・現役世代医療を加えた社会保障4経費（年金・医療・介護・子育て）に消費税増収分のすべてが充てられることとなった。

　2012（平成24）年の税制抜本改革法に基づき、2014（平成26）年4月に消費税率が8%へと引き上げられたが、消費税率引上げに伴う増収分はすべて社会保障財源化される。**図5-5**にあるように、税制抜本改革法に基づき消費税率が10%に引き上げられ、約10.3兆円の増収が見込まれ、そのうち社会保障の充実に2.17兆円が充てられる。基礎年金国庫負担割合2分の1の恒久化に3.3兆円、消費税率引上げへの対応として0.47兆円、後世代への負担のつけ回し軽減に4.4兆円が充てられる。

　今後は、社会保障改革プログラム法により設置された、内閣総理大臣および関係閣僚により構成される社会保障制度改革推進本部、内閣総理大臣が任命する有識者により構成される社会保障制度改革推進会議が中心となり、社会保障制度の今後のあり方について検討が進められていくこととされている。

社会保障制度改革推進本部

社会保障制度改革推進会議

2. 社会福祉の財源

国の財源

A. 国の財源

　国や地方公共団体は、租税などの収入手段により資金を調達し、予算を組んで福祉などのサービス提供の活動を行っている。この活動を指して「財政」と呼ぶ。ここでは、国の財政を見てみよう。

財政

一般会計

特別会計

社会保障関係費

　国の予算は、社会保障、教育、公共事業などの基本的経費に関する「一般会計」と、特定の事業を行うために一般会計とは区別して経理する「特別会計」とに分かれている。社会保障給付費に対する国の負担分は、「社会保障関係費」として、一般会計に計上されている。

　図5-6は、2019（平成31）年度一般会計予算の歳出の内訳を示している。2019年度一般会計予算における歳出は約101兆円で、社会保障関係費が34兆593億円で、歳出全体の33.6%、一般歳出（国の歳出から国債費と地方交付税交付金を引いたもの）の55.0%を占め、経費別では最も高い比率となっている。

図5-6　2019年度一般会計予算歳出の構成

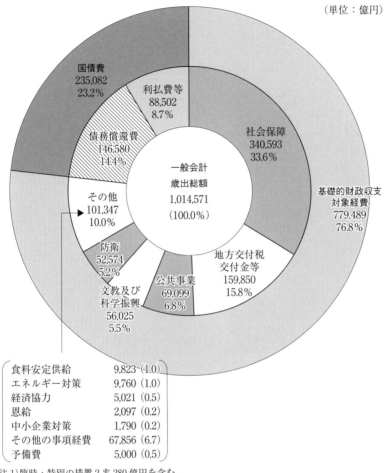

（単位：億円）

食料安定供給	9,823	(1.0)
エネルギー対策	9,760	(1.0)
経済協力	5,021	(0.5)
恩給	2,097	(0.2)
中小企業対策	1,790	(0.2)
その他の事項経費	67,856	(6.7)
予備費	5,000	(0.5)

（注1）臨時・特別の措置2兆280億円を含む。
（注2）計数については，それぞれ四捨五入によっているので，端数において合計とは合致しない
　　　ものがある。
（注3）一般歳出※における社会保障関係費の割合は55.0％。
※「基礎的財政収支対象経費」とは、歳出のうち国債費を除いた経費のこと。当年度の政策的
　経費を表す指標。
※「一般歳出」（＝「基礎的財政収支対象経費」から「地方交付税交付金等」を除いたもの）
　は、619,639（61.1％）
出典）財務省ウェブサイト「平成31年度予算のポイント」．
　　　（https://www.mof.go.jp/budget/budger_workflow/budget/fy2019/seifuan31/01.pdf）
　　　2019年8月22日検索．

　また、社会保障関係費の推移を示している**図5-7**から分かるように、社会保障関係費は、増大傾向を示してきている。今後も、高齢化の進展により社会保障給付費の増大は避けることはできないと予想され、国の財政事情は厳しくなると考えられている。

　表5-3は、2018（平成30）年度の社会保障関係費の概要を示している。社会保障関係費は、年金給付費35.4％、医療給付費35.2％と大きい割合を占め、介護給付費9.4％、少子化対策費6.5％、生活扶助等社会福祉費12.3

年金給付費

医療給付費

介護給付費

少子化対策費

生活扶助等社会福祉費

図5-7 社会保障関係費の推移

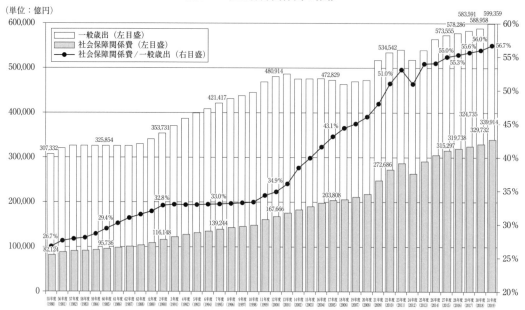

(注1) 計数は、当初予算ベースであり、それぞれ四捨五入している。
(注2) 31年度の計数は、臨時・特別の措置を除いている。
出典）吉野維一郎・関口祐司「平成31年度社会保障関係予算のポイント」財務省『ファイナンス』平成31年4月号, p.8.
　　　（http://www.mof.go.jp/public_relations/finance/201904/201904c.pdf）2019年8月22日検索.

表5-3　社会保障関係費の概要

(単位：億円・%)

区分	16 (28)	17 (29)	18 (30)
社会保障関係費	319,738 (100.0)	324,735 (100.0)	329,732 (100.0)
年金給付費	113,130 (35.4)	114,831 (34.8)	116,853 (35.4)
医療給付費	112,739 (35.3)	115,010 (34.9)	116,079 (35.2)
介護給付費	29,323 (9.2)	30,130 (9.1)	30,953 (9.4)
少子化対策費	20,241 (6.3)	21,149 (6.4)	21,437 (6.5)
生活扶助等社会福祉費	40,080 (12.5)	40,205 (12.2)	40,524 (12.3)
保健衛生対策費	2,865 (0.9)	3,042 (0.9)	3,514 (1.1)
雇用労災対策費	1,360 (0.4)	368 (0.1)	373 (0.1)
厚生労働省予算	303,110 (1.3)	306,873 (1.2)	311,262 (1.4)
一般歳出	578,286 (0.8)	583,591 (0.9)	588,958 (0.9)

資料：厚生労働省大臣官房会計課調べ
(注) 1. 四捨五入のため内訳の合計が予算総額に合わない場合がある。
　　 2. （　）内は構成比。ただし、厚生労働省予算及び一般歳出欄は対前年伸び率。△は減。
　　 3. 平成13年度以前の厚生労働省予算は、厚生省予算と労働省予算の合計である。
　　 4. 平成27年4月より保育所運営費等（1兆6,977億円）が内閣府へ移管されたため、平成27年度における厚生労働省予算の伸率は、その移管後の予算額との対比による。
出典）厚生労働省ウェブサイト『平成30年版厚生労働白書（資料編）』p.18.
　　　（https://www.mhlw.go.jp/wp/hakusyo/kousei/18-2/dl/01.pdf）2019年8月22日検索.

%等となっている。

2018（平成30）年度の生活扶助等社会福祉費中、障害者施策の推進策の一環として、障害者の自立支援を図るために、障害保健福祉費は総額1兆5,741億円になっている。また、2015（平成27）年度4月より「保育所運営費」は内閣府へ移管されている。

障害保健福祉費

B. 地方の財源

地方の財源

地方公共団体の財政も、国と同様一般会計と特別会計に分けて経理されている。2017（平成29）年度の歳出純計決算額は、97兆9,984億円である。地方公共団体の一般会計の歳出は、目的別に総務費、民生費、衛生費、労働費、農林水産業費、商工費、土木費、消防費、警察費、教育費、公債費などに分類されるが、社会福祉に関連した施策の経費である民生費は、25兆9,834億円で、歳出総額の26.5%（都道府県16.3%、市町村36.5%）を占めている。表5-4は、目的別歳出の構成比の推移を示しているが、民生費の構成比が上昇傾向にあることが分かる。

民生費

団体種類別に見た2017（平成29）年度の目的別歳出では、都道府県においては教育費が20.2%で、次いで民生費16.3%、公債費14.3%、土木費11.1%、商工費6.5%となっている。また、市町村においては、民生費が

表5-4 目的別歳出純計決算額の構成比の推移

区分	平成19年度	20	21	22	23	24	25	26	27	28	29
	%	%	%	%	%	%	%	%	%	%	%
総務費	10.0	9.9	11.2	10.6	9.6	10.3	10.3	10.0	9.8	9.1	9.3
民生費	19.0	19.9	20.6	22.5	23.9	24.0	24.1	24.8	25.7	26.8	26.5
衛生費	6.1	6.0	6.2	6.1	7.0	6.2	6.1	6.2	6.4	6.4	6.4
労働費	0.3	0.7	1.0	0.9	1.0	0.8	0.6	0.4	0.4	0.3	0.3
農林水産業費	3.9	3.7	3.7	3.4	3.3	3.3	3.6	3.4	3.3	3.2	3.4
商工費	5.6	5.9	6.8	6.8	6.8	6.4	6.1	5.6	5.6	5.3	5.0
土木費	15.0	14.4	13.8	12.6	11.6	11.7	12.4	12.2	11.9	12.2	12.2
消防費	2.0	2.0	1.9	1.9	1.9	2.0	2.0	2.2	2.1	2.0	2.0
警察費	3.8	3.7	3.4	3.4	3.3	3.3	3.2	3.2	3.3	3.3	3.3
教育費	18.4	18.0	17.1	17.4	16.7	16.7	16.5	16.9	17.1	17.1	17.2
公債費	14.6	14.7	13.4	13.7	13.4	13.5	13.5	13.6	13.1	12.8	12.9
その他	1.3	1.1	0.9	0.7	1.5	1.8	1.6	1.5	1.3	1.5	1.5
合計	100.0	100.0	100.0	100.0	100.0	100.0	100.0	100.0	100.0	100.0	100.0
歳出合計	億円 891,476	億円 896,915	億円 961,064	億円 947,750	億円 970,026	億円 964,186	億円 974,120	億円 985,228	億円 984,052	億円 981,415	億円 979,984

出典）総務省ウェブサイト『地方財政白書（平成31年版）』p.16.
（http://www.soumu.go.jp/main_content/000605292.pdf）2019年8月22日検索.

36.5％と最も大きな割合を占め、次いで教育費12.1％、総務費11.8％、土木費11.4％、公債費9.7％の順となっている（**図5-8**）。市町村において民生費の比率が高いのは、生活保護などの社会福祉事務の比重が高いことによる。

2017（平成29）年度の民生費の目的別歳出額内訳は、児童福祉費が民生費総額の32.8％を占め、次いで社会福祉費（知的障害者などの福祉対策

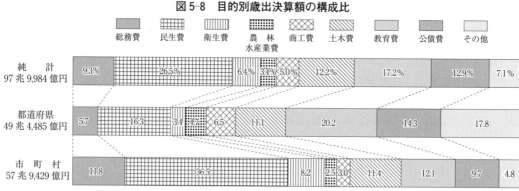

図5-8　目的別歳出決算額の構成比

出典）総務省ウェブサイト『地方財政白書（平成31年版）』p.16.
　　　（http://www.soumu.go.jp/main_content/000605292.pdf）2019年8月22日検索.

図5-9　民生費の目的別歳出額の推移

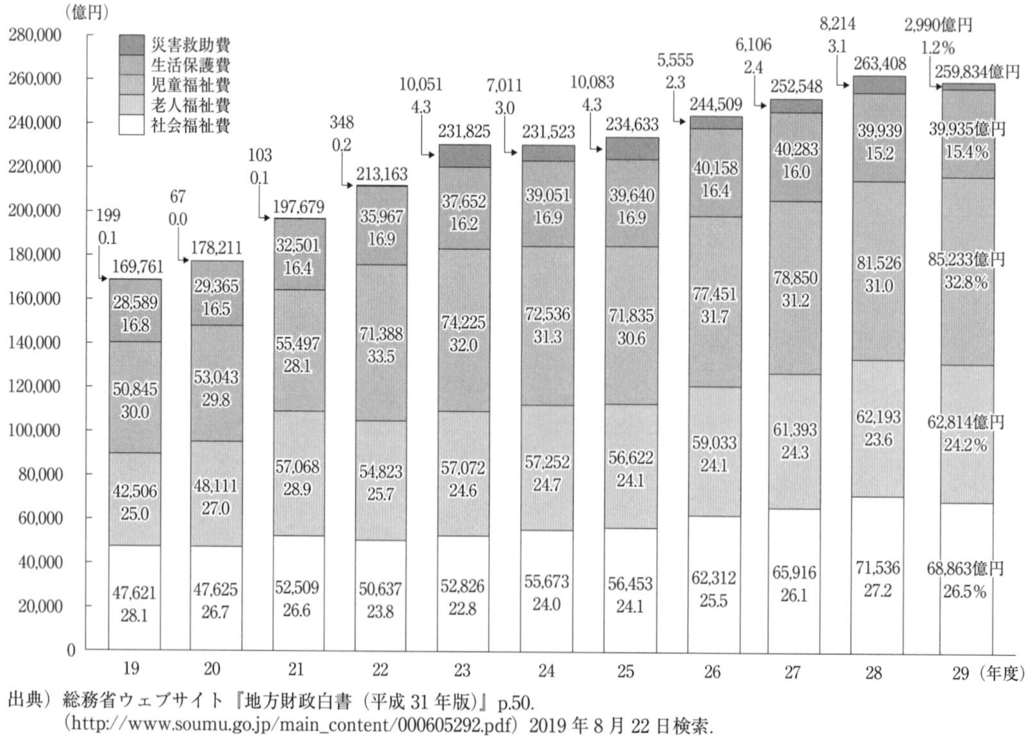

出典）総務省ウェブサイト『地方財政白書（平成31年版）』p.50.
　　　（http://www.soumu.go.jp/main_content/000605292.pdf）2019年8月22日検索.

や他の福祉に分類できない総合的な福祉対策に要する経費）26.5％、老人
福祉費 24.2％、生活保護費 15.4％、災害救助費 1.2％となっている（**図5-9**）。
民生費の目的別歳出額の推移からは、近年、児童福祉費の占める割合が
30％前後と最も大きいことが見てとれる。団体種類別にみた目的別の構成
比は、都道府県では、民生費総額 8 兆 726 億円のうち老人福祉費が 39.6％
を占め、次いで社会福祉費 32.1％、児童福祉費 21.4％、生活保護費 3.1％
となっている。市町村では、民生費総額 21 兆 1,697 億円のうち、児童福
祉費が 37.5％を占め、次いで社会福祉費 26％、老人福祉費 18％、生活保
護費 17.9％となっている（**図5-10**）。

　地方公共団体の経費の財源には、使途が特定されない一般財源としての
地方税、地方交付税、地方譲与税や、個々の事業別に使途が特定され負担
金や補助金として国から地方公共団体に支出される国庫支出金のほか、地
方債などがある。2017（平成 29）年度の歳入決算額の構成は、**図5-11** の
ようになっている。

　税収の総計における国税と地方税の比率は、概ね 3：2 であり、一方歳
出ベースでは概ね 2：3 となっている。つまり、国税としていったん集め
た上で、地方に地方交付税や補助金として移転されているのである。地方

地方税

地方交付税

地方譲与税

国庫支出金

地方債

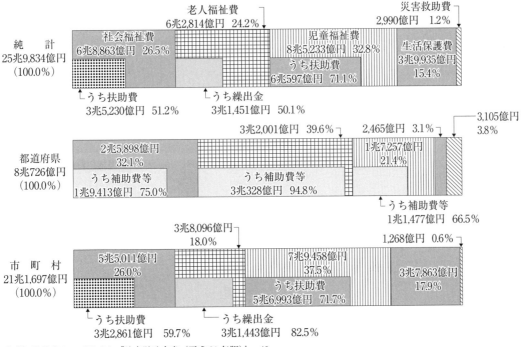

図5-10　民生費の目的別内訳

出典）総務省ウェブサイト『地方財政白書（平成 31 年版）』p.49.
　　　（http://www.soumu.go.jp/main_content/000605292.pdf）2019 年 8 月 22 日検索.

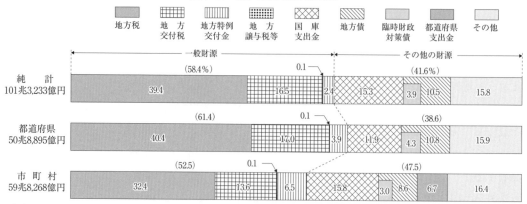

図 5-11　歳入決算額の構成比

凡例: 地方税 / 地方交付税 / 地方特例交付金 / 地方譲与税等 / 国庫支出金 / 地方債 / 臨時財政対策債 / 都道府県支出金 / その他

	一般財源				その他の財源				
純　　計 101兆3,233億円	(58.4%) 39.4	16.5	2.4	0.1	(41.6%) 15.3	3.9	10.5		15.8
都道府県 50兆8,895億円	(61.4) 40.4	17.0	3.9	0.1	(38.6) 11.9	4.3	10.8		15.9
市　町　村 59兆8,268億円	(52.5) 32.4	13.6	6.5	0.1	(47.5) 15.8	3.0	8.6	6.7	16.4

（注）国庫支出金には、交通安全対策特別交付金及び国有提供施設等所在市町村助成交付金を含む。

出典）総務省ウェブサイト『地方財政白書（平成31年版）』p.14.
（http://www.soumu.go.jp/main_content/000605292.pdf）2019年8月22日検索.

譲与税も、国が徴収した石油ガス税などの一定割合を譲与基準により地方公共団体へ譲与するものであり、使途が特定されているものもある。

　地方交付税の総額は、所得税と酒税の収入見込額のそれぞれ32％、法人税の収入見込額の34％、消費税の収入見込額の29.5％、たばこ税の収入見込額の25％に相当する額の合算額である。各団体ごとの普通交付税額は、基準財政需要額から基準財政収入額を差し引いた財源不足額である。使途が特定されないことから一般補助金と呼ばれることもある。

一般補助金

　国庫支出金は、措置費や施設整備費の国庫負担金のように、国と地方公共団体の負担区分に基づき、国から地方公共団体に支出される。使途が特定されていることから特定補助金と呼ばれることもある。

特定補助金

3. 社会福祉の各財源の特徴

　社会福祉の財源は、①国・地方公共団体の財政で見てきた租税を財源とする公費と、②利用者負担に大別できる。ここでは、公費については、社会福祉事業に要する費用である措置費と施設整備費を、利用者負担については、福祉関連の各法律中の規定を見ることとする。そのほかに、介護保険における被保険者および事業主（雇主）の負担で拠出される社会保険料についても見てみよう。

A. 公費

[1] 措置費と施設整備費

措置とは行政処分であり、福祉施設への入所や提供されるサービスの内容について、行政庁が職権に基づき一方的に決定する制度を指す。この措置に要する経費を措置費といい、福祉施設を運営する経常的経費である。社会福祉においては、2000（平成12）年4月からの介護保険制度が実施されるまでは、公費を財源とした措置費が中心的役割を果たしてきた。

費用については、「支弁」と「負担」との違いに注意する必要がある。費用の支弁とは、最終的な費用負担ではなく、措置の費用に対する支出行為のことであり、基本的には措置者が支弁者となる。支弁額から利用者負担を差し引いた部分について、最終的な公費負担が行われる。措置費用の負担は、最終的に国と地方公共団体との間で行われるが、具体的には各福祉法の規定によることとなる。**表5-5**は、社会福祉施設における措置費の支弁および負担割合を示している。

施設整備費とは、社会福祉施設を整備するために、その費用の一部を国と地方公共団体が補助金として支出するものである。**表5-6**は、社会福祉施設の整備、運営のための費用負担を示しているが、国が2分の1、都道府県が4分の1、設置者である社会福祉法人等が4分の1となっている。

この施設整備費は、施設の建設に対してのものであり、土地の取得に対して充てることはできない。このため事業の参入あるいは施設の適正配置の観点からは問題があるところである。

[2] 介護保険と障害者総合支援法

介護保険においては、介護給付費の財源構成は、50％が国、県、市町村からの公費（内訳：国25％、都道府県12.5％、市町村12.5％。ただし施設等給付の場合は国20％、都道府県17.5％、市町村12.5％）となっている。

また、障害者総合支援法では、費用はまず市町村が支弁し、都道府県がその費用の25％、国が50％を負担する。

B. 利用者負担

利用者負担は、サービス費用の一定割合を負担する定率負担と一定額を負担する定額負担、利用者の負担能力に応じて負担する応能負担と受益に応じて負担する応益負担などに分類される。

表5-7は、社会福祉施設の利用契約制度をまとめたものである。措置制

措置

措置費

支弁

負担

施設整備費

介護給付費

障害者総合支援法

利用者負担

定率負担

定額負担

応能負担

応益負担

表 5-5　社会福祉施設の措置費（運営費・給付費）負担割合

施設種別	措置権者(※1)	入所先施設の区分	措置費支弁者(※1)	費用負担			
				国	都道府県 指定都市 中核市 児童相談所 設置市	市	町村
保護施設	知事・指定都市長・中核市長	都道府県立施設 市町村立施設 私設施設	都道府県・指定都市・中核市	3/4	1/4	—	—
	市長(※2)		市	3/4	—	1/4	—
老人福祉施設	市町村長	都道府県立施設 市町村立施設 私設施設	市町村	—	—	10/10(※4)	
婦人保護施設	知事	都道府県立施設 市町村立施設 私設施設	都道府県	5/10	5/10	—	—
児童福祉施設(※3)	知事・指定都市長・児童相談所設置市市長	都道府県立施設 市町村立施設 私設施設	都道府県・指定都市・児童相談所設置市	1/2	1/2	—	—
母子生活支援施設 助産施設	市長(※2)	都道府県立施設	都道府県	1/2	1/2	—	—
		市町村立施設 私設施設	市	1/2	1/4	1/4	
	知事・指定都市長・中核市市長 児童相談所設置市市長	都道府県立施設 市町村立施設 私設施設	都道府県・指定都市・中核市 児童相談所設置市	1/2	1/2	—	—
保育所 幼保連携型認定こども園 小規模保育事業(所)(※6)	市町村長	私設施設	市町村	1/2	1/4(※7)	1/4	
身体障害者社会参加支援施設(※5)	知事・指定都市市長・中核市市長	都道府県立施設 市町村立施設 私設施設	都道府県・指定都市・中核市	5/10	5/10	—	—
	市町村長		市町村	5/10	—	5/10	

(注)
※1. 母子生活支援施設、助産施設及び保育所は、児童福祉法が一部改正されたことに伴い、従来の措置（行政処分）がそれぞれ母子保護の実施、助産の実施及び保育の実施（公法上の利用契約関係）に改められた。

※2. 福祉事務所を設置している町村の長を含む。福祉事務所を設置している町村の長の場合、措置費支弁者及び費用負担は町村となり、負担割合は市の場合と同じ。

※3. 小規模住居型児童養育事業所、児童自立生活援助事業所を含み、保育所、母子生活支援施設、助産施設を除いた児童福祉施設。

※4. 老人福祉施設については、平成17年度より養護老人ホーム等保護費負担金が廃止・税源移譲されたことに伴い、措置費の費用負担は全て市町村（指定都市、中核市含む）において行っている。

※5. 改正前の身体障害者福祉法に基づく「身体障害者更正援護施設」は、障害者自立支援法の施行に伴い、平成18年10月より「身体障害者社会参加支援施設」となった。

※6. 子ども子育て関連三法により、平成27年4月1日より、幼保連携型認定こども園及び小規模保育事業も対象とされた。また、私立保育所を除く施設・事業に対しては利用者への施設型給付及び地域型保育給付（個人給付）を法定代理受領する形に改められた。

※7. 指定都市・中核市は除く。

出典）厚生労働省ウェブサイト『平成30年版厚生労働白書（資料編）』p.198.
（https://www.mhlw.go.jp/wp/hakusyo/kousei/18-2/dl/08.pdf）2019年8月22日検索.

表5-6　社会福祉施設の整備、運営のための費用負担

社会福祉施設の整備のための費用は、国及び地方公共団体の補助金のほか、特別地方債や独立行政法人福祉医療機構からの融資並びに公営競技の益金の一部等、公費及び民間の補助制度並びに自己負担部分についての貸付金制度等により賄われている。

社会福祉施設の建物の整備に要する費用に対する国庫補助に伴う費用負担関係は、原則、次表のとおりとなっている。

費用負担者　　設置主体	国	都道府県 （指定都市、中核市を含む）	市町村	社会福祉法人等
社会福祉法人等	$\frac{50}{100}$	$\frac{25}{100}$	――	$\frac{25}{100}$

（注）　平成17年度より、高齢者関連施設等及び児童関連施設の整備については、従来の社会福祉施設等施設整備費負担（補助）金から、それぞれ地域介護・福祉空間整備等交付金、次世代育成支援対策施設整備交付金に再編された。
　　　また、平成20年度より、保育所の整備については、従来の次世代育成支援対策施設整備交付金から子育て支援対策臨時特例交付金（安心こども基金）により取り扱うとともに、新たに保育所等整備交付金が創設された。

出典）厚生労働省ウェブサイト『平成30年版厚生労働白書（資料編）』p.195.
　　　(https://www.mhlw.go.jp/wp/hakusyo/kousei/18-2/dl/08.pdf) 2019年8月22日検索.

度の下でも、本人またはその扶養義務者から、その負担能力に応じ、その費用の全部または一部を徴収することができる、と規定される（児童福祉法56条など）。

介護保険における利用者負担は、65歳以上の被保険者のうち、本人の合計所得金額が160万円以上で、かつ「年金収入＋その他の合計所得金額」が単身で280万円以上、2人以上の場合346万円以上の場合に2割負担で、その他の場合は1割負担とされる。在宅サービスの場合、認定された要介護度に応じて支給限度額が定められており、支給限度額を超えた部分は原則全額自己負担となる。また、施設サービスの場合、定率1割負担に加えて居住費・食費が原則自己負担となる。ただし、負担額が月に一定額を超えた場合に、超えた分が介護保険から償還される（高額介護サービス費、高額介護予防サービス費）。

支援費制度における利用者負担は、サービス利用の多寡にかかわらず、サービス利用者およびその扶養義務者の所得に応じた負担額（応能負担）となっている。

障害者総合支援法における利用者負担は、サービスの利用料に応じた負担を原則としつつ、所得に応じた負担上限額を設定（定率負担を原則としつつ、応能負担の考え方を取り込んだ仕組み）している。

C. 保険料

2000（平成12）年4月より実施された介護保険法は、老人福祉事業に公費負担を組み入れた社会保険方式を導入し、負担と給付の関係を明確にしている。

社会保険方式

表 5-7 社会福祉施設の利用契約制度と措置制度別概要

制度	利用契約制度					措置制度
	介護保険	自立支援給付（給付費）	支援費	行政との契約	事業費補助	
制度の概要	●利用者は、市町村の要介護認定を受けて、指定施設との契約により、指定施設のサービスを利用。 ●利用者は利用者負担（応益負担）を支払い、市町村は介護給付費を支給（施設が代理受領）。	●利用者は、市町村の自立支援給付支給決定を受けて、指定施設との契約によりサービスを利用。 ●本人・扶養義務者は利用者負担額（定率負担）を支払い、市町村は自立支援給付費を支給（施設が代理受領）。 ●（障害児施設は児童福祉法に基づき都道府県等が行い、児童福祉法に基づく支給決定さとなる）	●利用者は市町村の支援費支給決定を受けて、指定施設との契約によりサービスを利用。 ●本人・扶養義務者は利用者負担額を支払い、市町村は支援費を支給（施設が代理受領）。	●利用者は希望する施設を選択し地方公共団体に利用の申込。 ●地方公共団体は利用者が選択した施設に対しサービス提供を委託。 ●本人・扶養義務者は費用（負担）を支払い、地方公共団体はサービス実施に要した費用を支給。	●利用者は、施設との契約によりサービスを利用。 ●利用者は利用料金を地方公共団体に支払い、地方公共団体は事業費を補助。	●地方公共団体は対象者を社会福祉施設に入所措置を委託。 ●措置費として地方公共団体の生活費及び施設の事務費を支払い、施設は入所者の生活費及び施設の事務費を支弁。 ●本人・扶養義務者に対し、負担能力に応じた費用徴収。
生活保護法						救護施設 更生施設 授産施設 宿所提供施設
老人福祉法	特別養護老人ホーム (※1) （介護老人福祉施設） 老人デイサービスセンター (※1) （通所介護事業者） （短期入所生活介護事業者）				軽費老人ホーム A 型 (※2) ケアハウス (※2)	養護老人ホーム (※3)
障害者自立支援法		障害者支援施設 障害福祉サービス事業所			地域活動支援センター	
身体障害者福祉法		平成18年10月1日より自立支援給付制度へ移行（5年間で施設体系を給付体系に再編し、その間は旧体系の施設も給付対象となる。ただし、身体（知的）障害者福祉工場については従来の事業費補助の対象となる。）	肢体不自由者更生施設 視覚障害・言語障害者更生施設 聴覚障害者更生施設 内部障害者更生施設 身体障害者療護施設		身体障害者福祉ホーム (※4) 点字図書館 聴覚障害者情報提供施設 身体障害者授産施設 身体障害者福祉工場	
知的障害者福祉法		同上	知的障害者更生施設 知的障害者授産施設 知的障害者通勤寮		知的障害者福祉ホーム (※4) 知的障害者福祉工場	
精神保健福祉法		同上（5年間で施設体系を再編し、その間は旧体系の施設も従来の事業費補助の対象となる。一部措置）	精神障害者生活訓練施設 精神障害者福祉ホーム（B型） 精神障害者授産施設 精神障害者福祉工場		精神障害者地域生活支援センター (※4) 精神障害者福祉ホーム（B型）	
児童福祉法		平成18年10月1日より給付費制度に移行（障害児施設給付費を支給。一部措置）		助産施設 母子生活支援施設 保育所	障害児者地域生活支援センター (※4)	乳児院 児童養護施設 情緒障害児短期治療施設 児童自立支援施設 知的障害児施設 盲ろうあ児施設 肢体不自由児施設 重症心身障害児施設
売春防止法						婦人保護施設

※1 平成12年度に老人デイサービスセンター、老人短期入所施設及び特別養護老人ホームが介護保険制度に、平成15年度には身体障害者更生施設、知的障害者更生施設等が身体障害者更生施設、知的障害者更生施設にそれぞれ移行し、借
※2 軽費老人ホームは、介護保険制度の利用契約制度となった（介護予防）特定施設入居者生活介護及び外部サービス利用型（介護予防）特定施設入居者生活介護の指定可能。
※3 養護老人ホームは、措置制度も従来の（介護予防）特定施設入居者生活介護（介護予防）特定施設入居者生活介護（A型）及び障害者自立支援センターは平成18年10月から障害者地域生活支援法による地域生活支援事業（福祉ホーム一、地域
※4 身体障害者福祉ホーム、知的障害者福祉ホーム、精神障害者福祉ホーム（A型）及び精神障害者地域生活支援センターは平成18年10月から障害者自立支援法による地域生活支援事業（福祉ホーム一、地域
活動支援センター）に移行。運営」

出典）厚生労働省ウェブサイト「社会福祉施設の整備・運営」
（https://www.mhlw.go.jp/stf/seisakunitsuite/bunya/hukushi_kaigo/seikatsuhogo/shakai-fukushi-shisetsu1/index.html）2019 年 8 月 22 日検索.

介護保険の被保険者は、市町村の区域内に住所を有する65歳以上の者を第1号被保険者とし、市町村の区域内に住所を有する40歳以上65歳未満の医療保険加入者を第2号被保険者に区分している。第1号被保険者の保険料は、所得に応じた定額の段階設定となっている。徴収は、市町村が行う。第2号被保険者の保険料は、加入する医療保険の算定ルールに従い決定される。職場の健康保険に加入している被用者であれば、事業主負担があり、国民健康保険に加入している者であれば、国庫負担がある。徴収は、医療保険者が医療保険の保険料に上乗せして徴収し、社会保険診療報酬支払基金を通して介護保険の保険者である市町村に支払われる。

介護サービスを利用すると、利用者は原則としてその費用の1割を負担する。残りの9割は保険給付される。この介護費用から利用者負担を差し引いたものを給付費という。介護給付費の財源構成は、50%が国、県、市町村からの公費で、50%が被保険者からの保険料（内訳：第1号被保険者20%、第2号被保険者30%）となっている。

4. 民間の財源その他

A. 共同募金

共同募金とは、社会福祉法112条によれば、「都道府県の区域を単位として、毎年1回、厚生労働大臣の定める期間内に限ってあまねく行う寄附金の募集であって、その区域内における地域福祉の推進を図るため、その寄附金をその区域内において社会福祉事業、更生保護事業その他の社会福祉を目的とする事業を経営する者（国及び地方公共団体を除く）に配分することを目的とするものをいう」とされる。

共同募金を行う事業は、第一種社会福祉事業であり、共同募金会と称される社会福祉法人によって行われる（同法113条）。募金実績は、近年減少傾向にあり毎年200億円を下回るようになっているが、社会福祉事業に果たす役割は大きい（**図5-12**）。

B. お年玉つき年賀葉書寄附金

日本郵便株式会社は、「お年玉付郵便葉書等に関する法律」に基づき、

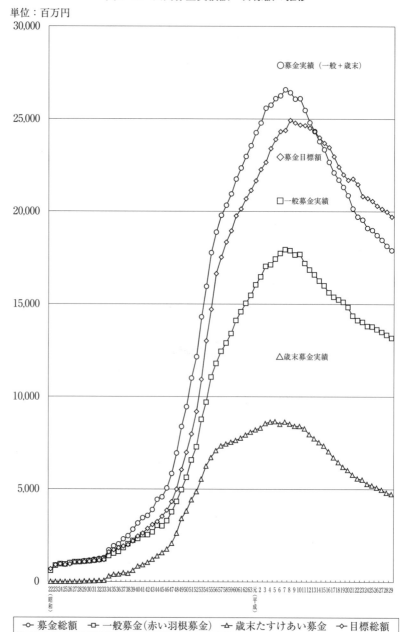

図5-12　共同募金実績額・目標額の推移

単位：百万円

募金実績（一般＋歳末）

募金目標額

一般募金実績

歳末募金実績

募金総額　一般募金（赤い羽根募金）　歳末たすけあい募金　目標総額

出典）赤い羽根データベースはねっと「統計データ（募金編）」
（https://www.akaihane.or.jp/wp/wp-content/uploads/b7ecc49231a7a9d265c9e4b5a27902b5.pdf）
2019年8月22日検索.

寄附金を郵便に関する料金に加算した額の郵便葉書または郵便切手（お年
玉付郵便葉書などを含む）を発行することができる。その寄附金は、社会
福祉の増進を目的とする事業等、同法5条2項の各号に掲げる事業を行う
団体の当該事業の実施に必要な費用に充てることを寄附目的とするもので

なければならない。寄附金を配分する団体および団体ごとの配分すべき額
は、日本郵便株式会社が決定する（同法7条）。

C. 独立行政法人福祉医療機構貸付資金

　2003（平成15）年に特殊法人等改革により、社会福祉・医療事業団の
事業を承継して設立された独立行政法人福祉医療機構は、社会福祉事業施
設および病院、診療所等の設置等に必要な資金の融通ならびにこれらの施
設に関する経営指導、社会福祉事業に関する必要な助成、社会福祉施設職
員等退職手当共済制度の運営、心身障害者扶養保険事業等を行い、もって
福祉の増進ならびに医療の普及および向上を図ることを目的としている
（独立行政法人福祉医療機構法3条）。社会福祉事業施設に対しては、国
や地方公共団体により整備費の補助が行われるが、設置者である社会福祉
法人にも一定割合の負担が求められる。この自己負担分に対して福祉医療
機構が必要な資金を融資することによって福祉の増進を図っているのであ
る。

独立行政法人福祉医療機構

D. 地域福祉基金

　地域福祉基金は、地方交付税を原資として設置され、地方公共団体の積
立金、住民の寄附金およびその運用益を財源として、高齢者等の保健、福
祉の増進等のため民間団体が行う事業を助成している。

地域福祉基金

E. 公営競技益金による補助

公営競技益金

　公営競技のうち、競輪とオートレースにおいては、それぞれ自転車競技
法23条、小型自動車競走法27条に基づき競輪振興法人・小型自動車振興
法人の指定を受けた公益財団法人JKAによって、体育事業その他の公益
の増進を目的とする事業（体育、医療・公衆衛生、文教・環境、社会福祉、
非常災害の援護、地域振興）の振興のための事業補助が行われている。ま
た、モーターボート競走においては、モーターボート競走法44条に基づ
き船舶等振興機関の指定を受けた公益財団法人日本財団によって、地域の
福祉、教育や文化の発展の支援が行われている。競馬においては、馬主に
よる公益財団法人中央競馬馬主社会福祉財団によって、社会福祉事業その
他の公益事業に対する助成が行われている。
　これら以外にも民間団体から社会福祉事業に対する助成が行われており、

競輪

オートレース

モーターボート競走

競馬

一般的に民間団体助成金と呼ばれている。

F. 収益事業

公益事業

収益事業

　社会福祉法人は、社会福祉法 26 条により、その経営する社会福祉事業に支障がない限り、公益を目的とする事業（公益事業という）またはその収益を社会福祉事業もしくは公益事業の経営に充てることを目的とする事業（収益事業という）を行うことができるとされる。ただし、社会福祉法人の設立の際に、定款において事業の種類を定めた上で、所轄庁の認可を受けなければならない（同法 31 条）。そのほか、公益事業または収益事業に関する会計は、それぞれ当該社会福祉法人の行う社会福祉事業に関する会計から区分し、特別の会計として経理しなければならない（同法 26 条2 項）。

注）
(1)　社会保障と税の一体改革については，厚生労働省ウェブサイト「社会保障改革」を参照のこと．

▌理解を深めるための参考文献
●永田祐・岡田忠克編『**よくわかる福祉行財政と福祉計画**』ミネルヴァ書房，2018.
　社会福祉の実施体制において、国等の行政主体だけでなく、住民参加の視点を強調している。
●秋本美世・一圓光彌・栃本一三郎・椋野美智子編『**社会保障の制度と行財政（第 2版）**』社会福祉基礎シリーズ 11 社会保障論，有斐閣，2006.
　社会保障全般にわたる制度体系と行財政の構造について紹介し、社会システムとして社会保障が果たす機能・意義を論じている。
●宇波弘貴編『**図説日本の財政（平成 30 年度版）**』財経詳報社，2019.
　日本の財政の仕組み、現状、制度に関して、最新のデータ・図表を使いながら紹介している。

ジェネリックポイント

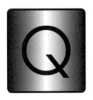

社会福祉の勉強の中で、なぜ社会福祉事業の財源についてまで考える必要があるのでしょうか。

確かに障害を持っている人や高齢の人などに対するサービスのあり方を考えることが大事なのですが、そのサービスの提供にしても資金の裏づけなしでできるわけではありません。「措置から契約へ」といわれるように、社会福祉についての考え方も大きく変わってきています。国や地方公共団体の財政状況が厳しい中で、どのようにサービスの資金を調達するのかを考えなければなりません。その点からすると、社会福祉事業に携わる人たちも経営的発想を養わなければならないといえるのではないでしょうか。

 消費税論議

　社会保障制度を将来にわたって持続可能なものとするために必要な財源をいかに安定的に確保していくかという問題に対して、消費税率の引き上げあるいは消費税の目的税化によって対応してはどうかという論議が、政府や国会においてなされている。この問題を考えるにあたっては、高齢人口増加率や経済成長率を踏まえて、社会保障制度の今後のあり方や消費税の性格など多方面からの検討が求められる。議論の出発点として何より重要なのは、社会保障における給付と負担に対する合意を形成していく当事者は他ならぬ私たちなのである、という意識を私たちが明確に持つことなのではないだろうか。

第6章 福祉行政の組織および団体の役割

1

わが国の行政組織が
三層構造になっていることを理解し、
国の福祉行政に関しては、
厚生労働省が中心となっていることを理解する。

2

厚生労働省の組織の概要を理解する。

3

地方公共団体の社会福祉行政の組織
および福祉事務所、児童相談所などの機関について
その概要を理解する。

4

社会福祉法人、社会福祉協議会などの
社会福祉行政に関わる民間組織等について
その概要を理解する。

1. 福祉行政の組織の概要

基礎自治体
市町村の他、都の区である特別区（東京23区）も基礎自治体として位置づけられている（地方自治法2条3項、281条の2第2項）。福祉分野の法令で「市」という場合、その条文の規定より前に「特別区を含む」と規定されていること（市や市町村という場合に特別区も含んでいる場合）が多い。

わが国の行政は、国、市町村を包括する広域自治体である都道府県、基礎自治体である市町村の三層構造になっている。国の社会福祉行政の中心を担うのは厚生労働省であるが、子ども子育て支援制度などは内閣府、バリアフリーなどは国土交通省が所管するなど他の省庁等が関係する場合も少なくない。

2. 国の組織

A. 厚生労働省

厚生労働省は、国家行政組織法および厚生労働省設置法により設置されている、国民生活の保障および向上を図り、ならびに経済の発展に寄与するため、社会福祉、社会保障および公衆衛生の向上および増進ならびに労働条件その他の労働者の働く環境の整備および職業の確保を図ること等を任務とする国の行政組織である。社会保障制度に関する総合的かつ基本的な政策の企画および立案ならびに推進に関することが所管事項の第1に挙げられている。

図6-1は、厚生労働省の組織図である。以下では、社会・援護局、老健局、子ども家庭局、雇用環境・均等局について概要を説明する。

[1] 社会・援護局

社会・援護局には、総務課、保護課、地域福祉課、福祉基盤課、援護企画課、援護・業務課、事業課および障害福祉部が置かれている。その所管分野は、①地域福祉の推進、②生活困窮者への支援、③社会福祉の基盤整備、④自殺対策の推進、⑤障害者施策の充実（障害福祉部）、⑥戦没者の慰霊や遺族等の援護などである。

障害福祉部
障害福祉部には、企画課、障害福祉課、精神・障害保健課が置かれている。

図6-1　厚生労働省の組織図（2019年4月1日時点）

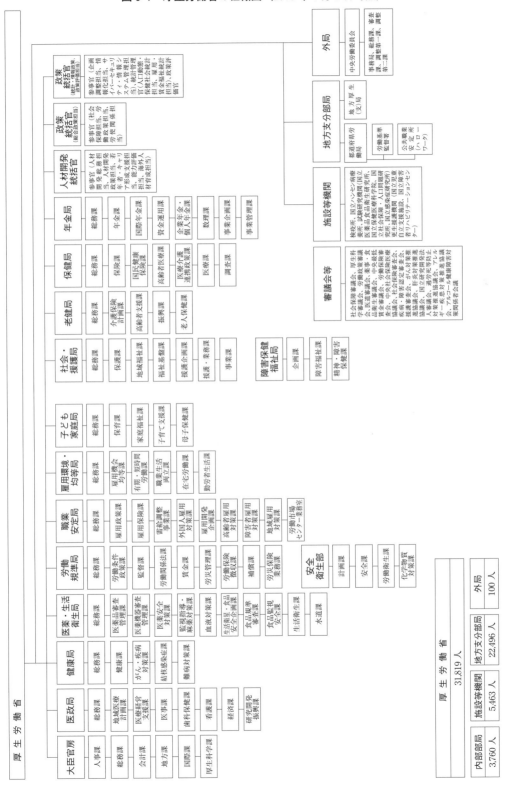

出典）厚生労働省ウェブサイト「厚生労働省　業務ガイド」pp.35-36.

［2］ 老健局

老健局には、総務課、介護保険計画課、高齢者支援課、振興課、老人保健課が置かれている。その所管分野は、①介護保険制度の運営、②介護報酬の決定、③保険者（市町村）との連携、④介護予防の推進、⑤高齢者虐待の防止などである。

［3］ 子ども家庭局

子ども家庭局は、従来の雇用均等・児童家庭局が2017（平成29）年7月の厚生労働省組織再編において、雇用環境・均等局と分かれて新設された局である。総務課、保育課、家庭福祉課、子育て支援課、母子保健課、が置かれている。その所管分野は、①子育て支援サービスの充実、②移動虐待防止と社会的養育、③ひとり親家庭への総合的な支援、④母子の健康作りの推進などである。

［4］ 雇用環境・均等局

雇用環境・均等局は、総務課、雇用機会均等課、有期・短時間労働課、職業生活両立課、在宅労働課、勤労者生活課が置かれている。その所管分野は、①誰もが活躍できる職場環境の整備、②多様な働き方の雇用環境改善、③仕事と生活の両立支援、④柔軟な働き方の推進、⑤豊かで安定した勤労者生活の実現などである。

B. 審議会その他

厚生労働省設置法に、厚生労働省に置かれる審議会が規定されているが、第1に挙げられているのが、社会保障審議会である。①厚生労働大臣の諮問に応じて社会保障に関する重要事項を調査審議すること、②厚生労働大臣または関係各大臣の諮問に応じて人口問題に関する重要事項を調査審議することなどの事務を司ることになっている。

社会保障審議会
2001（平成13）年1月の中央省庁再編に伴って設けられた。従前の社会保障制度審議会、の役割の一部や中央社会福祉審議会、身体障害者福祉審議会、中央児童福祉審議会などを整理統合したもので、その下に分科会や部会が置かれている（社会保障審議会令）。

3. 地方公共団体の組織

A. 都道府県・市町村

　福祉部、保健福祉部といった名称の部署（局、部、課など）が置かれているのが一般的である。また、以下で説明する審議会、福祉事務所などの機関が設置されている。審議会については、社会福祉法により、都道府県、指定都市、中核市は、地方社会福祉審議会を置くものとされている（設置義務）。児童福祉法では、都道府県、指定都市、中核市は、児童福祉審議会を置くものと規定しているが、地方社会福祉審議会に児童福祉専門分科会を設置する方法も認めている。なお、これら審議会を市町村が設置できない理由はないが、特に児童福祉審議会については、置くことができると児童福祉法に明記されている。

B. 福祉事務所

　福祉事務所は、社会福祉法14条に「福祉に関する事務所」として規定されている援護、育成または更生の措置に関する事務を司る第一線の社会福祉行政機関である。都道府県と市（特別区を含む）が設置しなければならず（設置義務）、町村は設置することができるとされている（任意設置）。

　したがって、市町村福祉事務所と都道府県福祉事務所が存在するが、両者で同じ区域を二重に所管するのではない。市は、その区域をいずれかの福祉事務所（最低1つで複数でもよいという意味）の所管区域としなければならない。都道府県は、その区域のうち市と福祉事務所を任意で設置した町村の区域を除いた区域をいずれかの福祉事務所の所管区域としなければならないことになっており、都道府県福祉事務所は町村の区域、つまり郡部を基本的に所管するが、任意で福祉事務所を設置した町村の区域は市の区域と同様に都道府県福祉事務所の所管区域とはならない。1951（昭和26）年に社会福祉事業法（現社会福祉法）が制定されて以降は、福祉事務所を前提として福祉六法を中心とした社会福祉行政が実施されてきた。しかし、いわゆる福祉関係八法改正で1993（平成5）年に老人と身体障害者福祉分野において、社会福祉基礎構造改革の一環で2003（平成15）年に知的障害者福祉分野において、在宅福祉サービスと施設福祉サービスに関

福祉関係八法改正
1990（平成2）年に成立した「老人福祉法等の一部を改正する法律」による改正をいう。老人福祉法、身体障害者福祉法、社会福祉事業法など八法が改正された。在宅福祉サービスの積極的推進などを柱としていた。

する事務が市町村に一元化され、福祉事務所未設置町村も老人、身体障害者、知的障害者福祉分野の事務を担うことになった。したがって、市町村福祉事務所は、生活保護法、児童福祉法、母子及び父子並びに寡婦福祉法、老人福祉法、身体障害者福祉法および知的障害者福祉法の福祉六法を所管する。一方、都道府県福祉事務所は、生活保護法、児童福祉法および母子及び父子並びに寡婦福祉法の三法を所管することになっている。

　福祉事務所には、所長、指導監督を行う所員（査察指導員）、現業を行う所員（現業員）、事務を行う所員（事務員）を置かなければならない（設置義務）とされており、このうち査察指導員と現業員は社会福祉主事でなければならない。また、所員の定数は、条例で定めることになっているが、現業員の数については、標準が定められている。社会福祉法のほか、老人福祉法では、いわゆる老人福祉指導主事を市町村福祉事務所に置かなければならない（設置義務）と規定しており、都道府県に福祉事務所には置くことができる（任意設置）と規定している。身体障害者福祉法および知的障害者福祉法は、身体障害者福祉司および知的障害者福祉司を市町村福祉事務所に置くことができる（任意設置）と規定している。

　実際の地方自治体における福祉事務所は、福祉部、保健福祉部といった名称の部署に溶け込む形になっている。また、前述のように老人、身体障害者、知的障害者福祉分野は市町村主義が採用され、福祉事務所を前提とした分野は生活保護等に限られるようになった。したがって、町村にも福祉事務所の設置を義務づけるべきとする意見、あるいは反対に福祉事務所の規定自体の存在意義に疑問を呈する考え方もあり、今後の福祉事務所のあり方に関しての動向にも関心が必要である。

C. 児童相談所

　児童相談所は、児童福祉法12条に規定される児童および妊産婦の福祉に関しての相談（判定）機関、措置機関である。都道府県および指定都市が設置しなければならない（設置義務）（法12条、59条の4）。また、指定市以外にも個別に児童相談所を設置する市（特別区を含む）として政令（児童福祉法施行令）で定める児童相談所設置市がある。

　児童相談所の業務として直接的に規定されているのは、児童および妊産婦の福祉に関して、

①市町村相互間の連絡調整、市町村に対する情報の提供、その他必要な援助を行うことおよびこれらに付随する業務を行うこと

②児童に関する家庭その他からの相談のうち、専門的な知識および技術を

児童相談所設置市
具体的には、指定されている（平成31年度現在）のは、横須賀市、金沢市、明石市、であるが、中核市および特別区が児童相談所設置市となれるよう国等の支援が行われている。

必要とするものに応ずること

③児童およびその家庭につき、必要な調査ならびに医学的、心理学的、教育学的、社会学的および精神保健上の判定を行うこと

④児童およびその保護者につき、③の調査または判定に基づいて心理または児童の健康および心身の発達に関する専門的な知識および技術を必要とする指導その他必要な指導を行うこと

⑤児童の一時保護を行うこと

⑥里親に関する普及啓発、必要な情報の提供、助言、研修その他の援助を行うなどの業務を行うこと

⑦児童および妊産婦の福祉に関し、広域的な対応が必要な業務ならびに家庭その他につき専門的な知識および技術を必要とする支援を行うこと

⑧障害者総合支援法によって、市町村が支給要否決定を行うにあたっての支援等を行うこと

などが規定されている。

さらに、都道府県がいずれかの措置を採らなければならないとされる、送致のあった児童につき、

①児童またはその保護者に訓戒を加え、または誓約書を提出させること

②児童またはその保護者を児童相談所等で児童福祉司等に指導させる、または市町村等に委託して指導させること

③児童を小規模住居型児童養育事業者もしくは里親に委託し、または乳児院、児童養護施設、障害児入所施設、児童心理治療施設もしくは児童自立支援施設に入所させること

④家庭裁判所の審判に付することが適当であると認める児童は、これを家庭裁判所に送致すること

などの権限の全部または一部は児童相談所長に委任することができるとされており、実際上は児童相談所（長）の業務となっている。

障害者総合支援法
正式な法令名は「障害者の日常生活及び社会生活を総合的に支援するための法律」。

D. 身体障害者更生相談所

身体障害者更生相談所は、身体障害者福祉法11条に規定される相談（判定）機関である。都道府県が設けなければならない（設置義務）。身体障害者の更生援護の利便のため、および市町村の援護の適切な実施の支援を目的として設置される。その業務内容は、身体障害者の福祉に関して、

①市町村の援護の実施に関し、市町村相互間の連絡調整、市町村に対する情報の提供その他必要な援助を行うことおよびこれらに付随する業務を行うこと

②身体障害者に関する相談および指導のうち、専門的な知識および技術を
　必要とするものを行うこと

③身体障害者の医学的、心理学的および職能的判定を行うこと

④必要に応じ、障害者総合支援法に規定する補装具の処方および適合判定
　を行うこと

⑤障害者総合支援法によって、市町村が支給要否決定を行うにあたっての
　支援等を行うこと

などが規定されている。また、これらの業務は、必要に応じ、巡回して行
うことができるとされている。このように相談（判定）機関であるととも
に措置機関でもある児童相談所とは異なり、身体障害者福祉が措置だった
時代の措置権や利用制度になって以降の支給決定等の権限はない。なお、
都道府県が設置する身体障害者更生相談所は身体障害者福祉司を置かなけ
ればならない（設置義務）。指定都市については、身体障害者相談所およ
び身体障害者福祉司は置くことができるとされている（任意設置）。

E. 知的障害者更生相談所

　知的障害者更生相談所は、知的障害者福祉法12条に規定されている
（設置義務）相談（判定）機関である。都道府県が設けなければならない。
その業務は、知的障害者の福祉に関して、

①市町村の援護の実施に関し、市町村相互間の連絡調整、市町村に対する
　情報の提供その他必要な援助を行うことおよびこれらに付随する業務を
　行うこと

②知的障害者に関する相談および指導のうち、専門的な知識および技術を
　必要とするものを行うこと

③知的障害者の医学的、心理学的および職能的判定を行うこと

④必要に応じ、障害者総合支援法に規定する補装具の処方および適合判定
　を行うこと

⑤障害者総合支援法によって、市町村が支給要否決定を行うにあたっての
　支援等を行うこと

などが規定されている。また、これらの業務は、必要に応じ、巡回して行
うことができるとされている。このように基本的に身体障害者更生相談所
と横並びの規定がされており、知的障害者福祉が措置だった時代の措置権
や利用制度になって以降の支給決定等の権限はない。なお、都道府県が設
置する知的体障害者更生相談所は知的障害者福祉司を置かなければならな
い（設置義務）。指定都市については、知的障害者相談所および知的障

者福祉司は置くことができるとされている（任意設置）。

F. 婦人相談所

　婦人相談所は、売春防止法34条に規定される、性行または環境に照らして売春を行うおそれのある女子（要保護女子）の保護更生に関する相談機関である。都道府県は、設置しなければならない（設置義務）とされ、指定都市は、設置することができる（任意設置）とされている。

　その業務は、

①要保護女子に関する各般の問題につき、相談に応ずること

②要保護女子およびその家庭につき、必要な調査ならびに医学的、心理学的および職能的判定を行い、ならびにこれらに付随して必要な指導を行うこと

③要保護女子の一時保護を行うこと

が規定されている。また、DV防止法では、同法に規定される配偶者暴力相談支援センターとしての機能を、婦人相談所その他適切な施設において果たすようにするものとされている（3条）。

　配偶者暴力相談支援センターの業務は、以下のようになっている。

①被害者に関する各般の問題について、相談に応ずることまたは婦人相談員もしくは相談を行う機関を紹介すること

②被害者の心身の健康を回復させるため、医学的または心理学的な指導その他の必要な指導を行うこと

③被害者等の緊急時における安全の確保および一時保護を行うこと

④被害者が自立して生活することを促進するため、就業の促進、住宅の確保、援護等に関する制度の利用等について、情報の提供、助言、関係機関との連絡調整その他の援助を行うこと

⑤保護命令の制度の利用について、情報の提供、助言、関係機関への連絡その他の援助を行うこと

⑥被害者を居住させ保護する施設の利用について、情報の提供、助言、関係機関との連絡調整その他の援助を行うこと

G. 地域包括支援センター

　地域包括支援センターは、介護保険法115条の46に規定される、地域住民の心身の健康の保持および生活の安定のために必要な援助を行うことにより、その保健医療の向上および福祉の増進を包括的に支援することを

要保護女子
要保護女子および要保護女子の保護更生させる事業である婦人保護事業は、世相の変化等に伴い拡大して解釈されるようになり、今日では売春防止法の他、DV防止法、人身取引対策行動計画（2004〔平成16〕年12月）、ストーカー行為等の規制等に関する法律に根拠を持つ。したがって、婦人相談所は、売春防止法に規定される業務、DV防止法に規定される配偶者暴力相談支援センターとしての機能、人身取引被害者への支援、ストーカー被害者への支援も行うことになっている。

DV防止法
正式な法令名は「配偶者からの暴力の防止及び被害者の保護等に関する法律」。

目的とする施設である。市町村が設置できるとされているが、委託することもできる。

　具体的な業務は、

①介護予防ケアマネジメント

②総合相談支援

③権利擁護

④包括的・継続的ケアマネジメント支援

⑤在宅医療・介護連携の推進

⑥認知症施策の推進

⑦生活支援サービスの体制整備

⑧地域ケア会議の推進

⑨介護予防支援

である。①（居宅要支援被保険者を除く）から⑦までは包括的支援事業であるが、そのうち④までは一括して委託する必要がある地域包括支援センターの創設時からの業務である。⑤から⑦までの事業は、地域包括支援センター以外にも委託することもできる。

介護予防ケアマネジメント
介護保険法による地域支援事業の総合支援事業（第1号介護予防支援）である。居宅要支援被保険者を除いたものは、包括的支援事業にも位置づけられる。

地域ケア会議の推進
地域ケア会議は、市町村の努力義務として規定されているが、介護保険法施行規則140条の67の2により、地域ケアの推進は事実上、地域包括支援センターの役割である。

包括的支援事業
介護保険法による地域支援事業の1つ。

4. 民間の組織

A. 社会福祉法人

　社会福祉法人は、社会福祉法22条に規定される社会福祉事業を行うことを目的として設立される法人である。憲法89条は、公の支配に属しない慈善、博愛への公金の支出を禁止しているが、これを回避するため、あるいは、社会福祉事業の公共性を高め社会的信頼を得ることなどを目的として創設された。第1種社会福祉事業の経営主体は、行政と社会福祉法人を原則としてきたことも相まって、行政からの措置委託という形で社会福祉事業の主たる担い手としての役割を果たしてきた。社会福祉法人は民間事業者ではあるが、社会福祉行政サービスの受託者として公的性格の強い法人であり、市場原理で活動する一般的な民間事業者とは異なる原理原則の下で発展してきた。2016（平成28）年には、社会福祉法人改革を大きな柱の1つとして社会福祉法の一部を改正する法律が成立し、①経営組織のガバナンスの強化改革、②事業運営の透明性の向上、③財務規律の強化、

④地域における公益的な取組みを実施する責務、⑤行政の関与の在り方、を柱とした改革が行われた。

B. 社会福祉協議会

社会福祉協議会は、社会福祉法に規定される地域福祉の推進を目的とする団体である。市町村社会福祉協議会および地区社会福祉協議会、都道府県社会福祉協議会、社会福祉協議会連合会が規定されている。

市町村社会福祉協議会は、１または同一都道府県内の２以上の市町村の区域内において次の事業を行う。

①社会福祉を目的とする事業の企画および実施

②社会福祉に関する活動への住民の参加のための援助

③社会福祉を目的とする事業に関する調査、普及、宣伝、連絡、調整および助成

④その他、社会福祉を目的とする事業の健全な発達を図るために必要な事業

また、その区域内における社会福祉事業または更生保護事業を経営する者の過半数が参加するものとされている。地区社会福祉協議会は、１または同一指定都市の２以上の区（区または総合区）を区域とするもので市町村社会福祉協議会と同様に規定されている。市町村社会福祉協議会のうち指定都市の区域を単位とするものは、その区域内における地区社会福祉協議会の相互の連絡および事業の調整の事業を行うこと、地区社会福祉協議会の過半数が参加、が事業および要件として加わる。

都道府県社会福祉協議会は、都道府県の区域内において次の事業を行う。

①社会福祉を目的とする事業の企画および実施であって各市町村を通ずる広域的な見地から行うことが適切なもの

②社会福祉を目的とする事業に従事する者の養成および研修

③社会福祉を目的とする事業の経営に関する指導および助言

④市町村社会福祉協議会の相互の連絡および事業の調整

また、その区域内における市町村社会福祉協議会の過半数および社会福祉事業または更生保護事業を経営する者の過半数が参加するものとされている。

社会福祉協議会連合会は、都道府県社会福祉協議会が、相互の連絡および事業の調整を行うため、全国を単位として、設立することができるとされており、全国社会福祉協議会がこれにあたる。

いずれの社会福祉協議会も関係行政庁の職員が役員となることができる

が役員の総数の5分の1を超えてはならない。また、ほとんどの場合、社会福祉法人格を有している。

C. その他の民間組織

　措置委託を中心とした時代とは異なり、現在では社会福祉関係の法定の事業でも、居宅（在宅）サービスなどには、株式会社等の営利企業を含む多様な経営主体が参入している。そして多様な経営主体による競争が行われることによって福祉サービスの質が向上することが期待されている。前述の憲法89条の問題は、営利企業が参入して介護報酬を受け取っているが、給付はあくまでも利用者に対して行っており、事業者は代わりに受け取っているだけ（法定代理受領による現物給付化）であると解釈されている。しかし、介護保険制度における、いわゆるコムスン問題、あるいはNPO法人を隠れ蓑にした、いわゆる貧困ビジネスが横行して問題となるなど、多様な経営主体が参入するリスクについても軽視はできない。

■理解を深めるための参考文献
● 厚生労働統計協会編『国民の福祉と介護の動向（2019/2020）』厚生の指標増刊，厚生労働統計協会，2019.
　福祉と介護の全般についての説明があり、社会福祉を支える組織と担い手についての説明も詳しい。最新版を参照のこと。

第7章 福祉行政における専門職の役割

1

具体的な福祉活動を担う
都道府県や市町村に設置された各機関の
設置目的に応じた「専門職の配置及び役割」、
その役割を担保する「任用資格」を関連させて理解する。

2

社会福祉法は、
社会福祉事業の全分野の共通的基本事項を定め、
福祉の中心的役割を担う
「社会福祉事務所」を設置している。
他の社会福祉を目的とする各種の法律と相まって
各種専門職が配置されている。
社会福祉事務所の責務を理解しながら
各種専門職の任用資格と役割を理解する。

3

社会福祉法以外の福祉に関する専門性ごとに
規定された法律により設置された「相談所等」の
設置目的と専門職の専門性との相関性、
各種専門職の任用資格と役割を理解する。

4

専門職が正規雇用された公務員の他に
嘱託・委嘱による非正規雇用の
非常勤職員(特別職公務員)によって
福祉サービスの現場が支えられている点をも理解したい。

1. 福祉事務所に配置される専門職

　　福祉行政組織の各行政機関の設置目的（機能）に応じて、専門職職員が配置され（**表7-1**参照）、専門職員の専門性を担保するために、任用に際

表7-1　福祉行政組織と専門職職員（任用資格）の主な配置および配置義務一覧

行政機関	地方公共団体の設置義務 都道府県（A）	市（B） 指定都市（D）	市（B） 中核市	市（B） 他の市	町村（C）	専門職職員（任用資格者）の配置 公務員 配置義務あり	公務員 配置は任意	主な協力者※3 委嘱（配置義務がある）	根拠法
福祉事務所	○	○	○	○	任意	査察指導員 現業員 社会福祉主事	…… （C）社会福祉主事※1	…… ……	社会福祉法
						……	（B（C））身体障害者福祉司	……	身体障害者福祉法
						……	（B）（C）知的障害者福祉司	……	知的障害者福祉法
						（B（C））老人福祉指導主事	（A）老人福祉指導主事	……	老人福祉法
								（D）以外の（B）、および（C）市の婦人相談員	売春防止法
								母子・父子自立支援員	母子及び父子並びに寡婦福祉法
家庭児童相談室						家庭児童福祉主事 家庭相談員 （嘱託＝非常勤）			厚生事務次官通達
児童相談所	○	○	任意	△	×	児童福祉司	児童心理司※2 児童虐待対応協力員 児童指導員		児童福祉法 児童相談所運営指針
身体障害者更生相談所	○	任意	×	×	×	身体障害者福祉司	心理判定員	身体障害者相談員	身体障害者福祉法
知的障害者更生相談所	○	任意	×	×	×	知的障害者福祉司	心理判定員	知的障害者相談員	知的障害者福祉法
精神保健福祉センター	○	○	×	×	×		精神保健福祉相談員	……	精神保健福祉法
婦人相談所	○	任意	×	×	×	判定員（医師等） 相談・調査員		（A）（D）婦人相談員	売春防止法
保健所	○	○	○	……	×	……	……	……	地域保健法

　「○」は、行政に設置義務がある。「任意」は、行政に設置義務がない。「×」は、各根拠法に規定がない。「△」は、児童相談所設置市（特別区を含む）。太字の専門職職員は、「社会福祉主事任用資格」が要件（**表7-2**参照）。

※1　町村が福祉事務所を任意に設置した場合は社会福祉主事の配置が義務づけられるが、福祉事務所を設置しない場合でも町村に社会福祉主事を配置することができる。

※2　児童福祉法では、呼称についての規定はない。cf. 児童福祉司

※3　「主な協力者」の実際の雇用形態は、常勤・非常勤（特別職公務員）、専従・兼務から4種類の組み合わせの勤務形態がみられるが、福祉分野の公的サービスが強く求められる社会事情から常勤・専従が望まれる。

出典）著者作成（2019年8月）.

して、任用資格が定められている（**表7-2**参照）。

　福祉行政にかかわる専門職は、1. 福祉事務所に配置される専門職、2. 福祉事務所以外の相談所等に配置される専門職、3. 特定の福祉行政機関に所属しない専門職に大きく3分類できる。

　まずは、福祉事務所に配置される専門職から学ぶ。

　社会福祉法1条の社会福祉増進の目的を達成するために、①所長、②指導監督を行う所員（査察指導員）、③現業を行う所員（現業員）、④事務を行う所員（事務員）が主な職員として配置が義務づけられている（社会福祉法15条1項。以下「法」という）。特に、②査察指導員と③現業員は、福祉行政の専門職であり「社会福祉主事」がその職務に就くことが義務づけられている。また、社会福祉法に規定する専門職以外にも、他の社会福祉に関する法律と相まって、各種専門職が配置されている。

表7-2　主な専門職と社会福祉主事任用資格の必要な職種一覧

行政機関			専門職職員	任用資格	根拠法
行政	福祉事務所		社会福祉主事	社会福祉主事任用資格	社会福祉法 第19条
			現業員	社会福祉主事	社会福祉法 第15条6項
			査察指導員	社会福祉主事	社会福祉法 第15条6項
			老人福祉指導主事	社会福祉主事	老人福祉法 第7条
			身体障害者福祉司	社会福祉主事任用資格＋身体障害者福祉事業従事2年以上 等	身体障害者福祉法 第12条
			知的障害者福祉司	社会福祉主事任用資格＋知的障害者福祉事業従事2年以上 等	知的障害者福祉法 第14条
	家庭児童相談室		家庭児童福祉主事	社会福祉主事任用資格＋児童福祉事業従事2年以上 等	厚生事務次官通達 第6条
			家庭相談員	社会福祉主事＋児童福祉事業従事2年以上 等	厚生事務次官通達 第6条
	各相談所	身体障害者更生相談所	身体障害者福祉司	社会福祉主事任用資格＋身体障害者福祉事業従事2年以上 等	身体障害者福祉法 第12条
		知的障害者更生相談所	知的障害者福祉司	社会福祉主事任用資格＋知的障害者福祉事業従事2年以上 等	知的障害者福祉法 第14条
		児童相談所	児童福祉司	社会福祉主事任用資格＋児童福祉事業従事2年以上＋講習 等	児童福祉法 第13条3項
			主任児童福祉司	社会福祉主事任用資格＋児童福祉司として従事概ね5年以上	児童福祉法 第13条5項
		婦人相談所	相談・調査員	社会福祉主事任用資格	婦人相談所に関する政令 第2条
社会福祉施設			施設長	社会福祉主事任用資格	社会福祉法、厚生労働省令・通知
			生活指導員（生活相談員）	社会福祉主事任用資格	老人福祉法、厚生労働省令

出典）厚生労働省ウェブサイト「ページ8：社会福祉主事について」を参考に著者作成（2019年8月）.

A. 社会福祉主事

福祉事務所には社会福祉主事の配置義務があるが、福祉事務所を設置していない町村にも社会福祉主事を置くことができる（法18条2項）。

社会福祉主事とは、公務員であり、かつ「社会福祉主事任用資格を有する者」が、社会福祉主事に任用（任命）されてはじめて名乗ることできる職名である（社会福祉法人の設置する社会福祉施設の職員等の資格にも準用されている）。

社会福祉主事任用資格を有する者とは、行政庁の補助機関である職員（公務員）であり年齢20歳以上の者であって、資質要件（人格が高潔で、思慮が円熟し、社会福祉の増進に熱意がある者）を前提として、社会福祉法19条の各号に該当する者（任用されて専門職に堪えうる者）をいう。

19条の各号に該当する者とは、①大学等において社会福祉に関する厚生労働大臣の指定する科目を修めて卒業した者、②都道府県知事の指定する養成機関または講習会の課程を修了した者、③社会福祉士、④厚生労働大臣の指定する社会福祉事業従事者試験に合格した者、⑤（①～④）と同等以上の能力を有すると認められる者として厚生労働省令で定める者である。

社会福祉主事の役割は、福祉事務所に配置された社会福祉主事のうち、①都道府県の社会福祉主事は、「福祉三法」に定める援護または育成の措置に関する事務を行うことを職務とし、②市町村の社会福祉主事は、「福祉六法」に関する事務を行う。他に、③福祉事務所を設置していない町村に置かれた社会福祉主事は、都道府県の福祉事務所が管轄する老人福祉法、身体障害者福祉法、知的障害者福祉法に関する事務処理を行う。

任用
職員の任用は、この法律の定めるところにより、受験成績、人事評価その他の能力の実証に基づいて行わなければならない（地方公務員法15条）。

福祉三法
生活保護法、児童福祉法、母子及び父子並びに寡婦福祉法。

福祉六法
生活保護法、児童福祉法、母子及び父子並びに寡婦福祉法、老人福祉法、身体障害者福祉法、知的障害者福祉法。

B. 査察指導員

査察指導員（社会福祉主事）の役割。①都道府県の査察指導員は「福祉三法」に関する事務について、②市町村の査察指導員は「福祉六法」に関する事務について、所属する社会福祉事務所の福祉事務所長の指揮監督を受けて、現業員の現業事務について指導監督を行う（法15条3項）。

査察指導員
ケースワーカーである現業員に対して、スーパーバイザーと呼ばれている。スーパーバイザーとは、一般に、監督者・管理者と理解されている。

C. 現業員

現業員（社会福祉主事）の役割。①都道府県の現業員は、「福祉三法」に関する事務について、②市町村の現業員は、「福祉六法」に関する事務について、それぞれ福祉事務所長の指揮監督を受けて、援護、育成または

更生の措置を要する者等と面接し、本人の資産、環境等を調査し、保護その他の措置の必要の有無およびその種類を判断し、本人に対し生活指導を行う等の事務（現業）を行う（法15条4項）。

D. その他の専門職

[1] 家庭児童福祉主事・家庭相談員（家庭児童相談室での専門職）

　都道府県または市町村が設置する福祉事務所には、「家庭児童相談室」が設けられている。家庭児童相談室の「家庭における適正な児童養育、その他家庭児童福祉の向上を図るため、福祉事務所の家庭児童福祉に関する相談指導業務を充実強化する」目的を達するため、家庭児童福祉の業務に従事する「社会福祉主事（家庭児童福祉主事）」および家庭児童福祉に関する相談指導業務に従事する「家庭相談員」の配置が義務づけられている。

　家庭児童福祉主事の役割は、福祉事務所が行う家庭児童福祉に関する業務のうち、「専門的技術を必要とする業務」を担うことである。専門性を担保するため、社会福祉主事たる資格（社会福祉主事任用資格）を有し、児童福祉事業に2年以上従事した経験を有する者などの任用資格要件がある。

　家庭相談員の役割は、家庭児童福祉の「専門的技術を必要とする相談指導業務」を担うことである。その専門性を担保するため、「社会福祉主事として、2年以上児童福祉事業に従事した者」などの任用資格要件がある。

[2] 市の婦人相談員

　「市の婦人相談員」とは、市（婦人相談所を設置する指定都市を除く）と町村に任意に設置された福祉事務所に原則として配置されている専門職である。売春防止法35条2項の規定により、市長（婦人相談所を設置する指定都市の長を除く）は、社会的信望があり、かつ、職務を行うに必要な熱意と識見を持っている者のうちから、婦人相談員を「委嘱」することができる。婦人相談員の設置（委嘱）は任意であるが、社会環境上その設置を必要とする市にあっては、これを必ず設置するよう各都道府県知事は指導するように要請されている。

　婦人相談員の役割は、要保護女子につき、その発見に努め、相談に応じ、必要な指導を行い、およびこれらに付随する業務を行うことである。

福祉事務所
設置義務の再確認（表7-1を参照）。都道府県と市は、福祉事務所の設置が義務づけられているが、町村は福祉事務所の設置が任意である点を再度確認すること。

家庭児童福祉主事
家庭児童福祉主事の呼称。厚生省児童局長通知（昭和三九年四月二二日）（児発第三六〇号）により、「家庭児童福祉関係専門職員として、家庭児童福祉の業務に従事する社会福祉主事」との記述から「家庭児童福祉主事」と呼称される。

家庭相談員
家庭相談員と家庭児童相談員は同じ。厚生省児童局長通知（昭和三九年四月二二日）（児発第三六〇号）「家庭相談員は、非常勤職員（特別職）であるが、家庭児童相談が常時行なわれるような服務体制としておくこと」との記述から、家庭相談員は、児童家庭相談員とも呼ばれている。最近では、常勤雇用の者もいる。

婦人相談員の地位
「厚生労働省では、売春防止法第35条第4項の婦人相談員の非常勤規定を削除し、常勤職員とすることを可能とすることで、婦人相談員のモチベーションの向上等を通じて、相談・指導等の質と量の充実を図ることとした。」男女共同参画白書（概要版）平成29年版

105

母子・父子自立支援員
「母子・父子自立支援員」
の呼称。「母子・父子自
立支援員」は、1964（昭
和39）年制定の「母子福
祉法」では、「母子相談
員」と呼ばれていたが、
1981（昭和56）年に法
律名の名称変更により
「母子及び寡婦福祉法」
に改正されたことに伴い
「母子自立支援員」と改
称された。その後、2014
（平成26）年の名称変更
で「母子及び父子並びに
寡婦福祉法」に改正され
ると同時に「母子・父子
自立支援員」の現在の名
称となった。

［3］母子及び父子並びに寡婦福祉法に基づく「母子・父子自立支援員」

　都道府県知事、市長、福祉事務所を管理する町村長は、社会的信望があり、かつ、職務を行うに必要な熱意と識見を持っている者のうちから、母子・父子自立支援員を「委嘱」する。母子・父子自立支援員は、福祉事務所に配置され、その役割は、主として配偶者のない者で現に児童を扶養している者および寡婦に対し、相談に応じ、その自立に必要な情報提供・指導、および職業能力の向上および求職活動に関する支援を行うことである。

　母子・父子の「ひとり親世帯」が増加し、仕事と子育ての両立の難しさから生じた「子どもの貧困」の社会問題に対し、経済的自立および、子どもの健やかな成長を支援する体制の充実を図るための役割が母子・父子自立支援員に求められている。

［4］身体障害者福祉司、知的障害者福祉司

　「身体障害者福祉司」（身体障害者福祉法11条の2第2項）、「知的障害者福祉司」（知的障害者福祉法13条2項）は、市（政令指定都市・中核市を含む）（表7-1の市（B）を示す。以降「市」と表記する）および町村に設置された福祉事務所に任意に配置される。

　市町村に配置された「市町村の身体障害者福祉司」は、その福祉事務所長の命を受けて、主として、次の業務を行う。①福祉事務所の所員に対し、技術的指導を行う。②業務（相談、生活の実情環境等の調査、更生援護の必要の有無およびその種類を判断し、本人に対して、直接・間接に、社会的更生の方途を指導することなど）のうち、専門的な知識・技術を必要とする業務を行う。③身体障害者福祉司を置いていない市町村の福祉事務所の長から、身体障害者福祉司を置いている「市」の福祉事務所に対して技術的援助・助言を求められたときは、「市の身体障害者福祉司」は協力しなければならない（必要であれば、都道府県の身体障害者更生相談所に技術的援助・助言を求めるように、助言する義務がある）。

　市町村の福祉事務所に任意に配置された「市町村の知的障害者福祉司」は、その福祉事務所長の命を受けて、主として、次の業務を行う。①福祉事務所の所員に対し、技術的指導を行う。②業務（相談に応じ、必要な調査・指導を行い、また付随する業務）のうち、専門的な知識及び技術を必要とするものを行う。③市の福祉事務所に知的障害者福祉司を置いている福祉事務所は、市の知的障害者福祉司を置いていない福祉事務所の長から、18歳以上の知的障害者に係る専門的相談指導について、当該市の知的障害者福祉司の技術的援助・助言を求められた場合、「市の知的障害者福祉

司」は、これに協力しなければならない（必要であれば、都道府県の知的障害者更生相談所に技術的援助・助言を求めるよう助言する義務がある）。

[5] 老人福祉指導主事

　「老人福祉指導主事」は、都道府県の福祉事務所に任意に配置される（老人福祉法7条）。また、市（政令指定都市・中核市を含む）町村に設置された福祉事務所には老人福祉指導主事の配置義務がある（老人福祉法6条）。福祉事務所長の指揮監督を受けて、任意に配置された都道府県の老人福祉指導主事（社会福祉主事）の役割は、老人福祉の措置の実施に関し、市町村相互間の連絡調整、市町村に対する情報の提供その他必要な援助を行う等の業務のうち、専門的技術を必要とする業務を担う。

　市町村の福祉事務所には、福祉事務所長の指揮監督を受けて、市町村の老人福祉指導主事（社会福祉主事）の配置が義務づけられており、①福祉事務所の所員に対し、老人の福祉に関する技術的指導を行い、②老人の福祉に関し、必要な情報の提供を行い、相談に応じ、必要な調査・指導を行う等の業務のうち、専門的技術を必要とする業務を担う。

老人福祉指導主事
福祉事務所長の指揮監督を受けて、主として①福祉事務所の所員に対する老人福祉に関する技術的指導、②専門的技術を必要とする業務を行う社会福祉主事のこと。老人福祉法に規定がある。

2. 福祉事務所以外の相談所等に配置される専門職

A. 児童相談所（児童福祉司・児童心理司・児童虐待対応協力員・児童指導員）

　児童相談所の設置義務が都道府県と①指定都市に義務づけられており、②中核市、③児童相談所設置市にも児童相談所が設置され、その目的に応じて専門職の配置が求められる。

　専門職には、子どもや家庭をめぐる問題が複雑・多様化する中で深刻な児童虐待事例が頻発し社会問題となっている状況を踏まえて、速やかな早期発見・早期対応、地域におけるきめ細かな援助が求められている。平成16年の法改正により児童相談所には、「児童福祉司」「児童心理司」「児童指導員」「児童虐待対応協力員」等の専門職員が配置されている。

[1] 児童福祉司

　児童福祉司は、職務として「子どもや保護者からの相談に応じ、必要な調査や支援、家族関係の調整等を行う」高い専門性が求められる。専門性

中核市
2006（平成18）年4月から、中核市にも設置できるようになった。

児童相談所設置市
児童相談所設置市とは、児童相談所を設置する市として、政令で定める市（特別区を含む）をいう。政令で定める特別区は、2017（平成29）年4月1日より児童相談所を設置できることになった。

を担保するため、「社会福祉主事として児童福祉事業に2年以上従事等した者であって、厚生労働大臣が定める講習会の課程を修了した者」等の任用要件がある。

児童福祉法13条により児童福祉司の役割は、児童相談所長の命を受けて、①「保護」、②「相談」、③「指導」等を行い児童の福祉増進に努めることである。高度な専門性を維持するため、任用後にも厚生労働大臣が定める基準に適合する研修を受けなければならない。

児童福祉司としておおむね5年以上勤務した者で「他の児童福祉司がその職務を行うため必要な専門的技術に関する指導及び教育を行う児童福祉司」を「主任児童福祉司（スーパーバイザー）」として叙級している。政令により「主任児童福祉司」の配置に係る参酌基準は、児童福祉司5人（主任児童福祉司を除く）につき1人以上配置するものとされている。

主任児童福祉司（スーパーバイザー）
主任児童福祉司の名称。平成19年1月23日雇児発0123002号「児童相談所運営指針等の改正について」の第2章では、「教育・訓練・指導担当児童福祉司（スーパーバイザー）」と表記されており、「主任児童福祉司」は法文上の公式名称ではない。
心理判定員と児童心理司の呼称
児童相談所以外（身体障害者更生相談所、知的障害者更生相談所、福祉事務所、障害者支援施設、障害児入所施設の職員）では、従来通り「心理判定員」の呼称が用いられている。

［2］ 児童心理司

児童福祉法12条の3第5項に規定する「判定をつかさどる職員」を児童相談所に配置する。従来は「心理判定員」と呼ばれていたが、厚生労働省の児童相談所運営指針の改正に伴い、2005（平成17）年より児童相談所では「児童心理司」の呼称が用いられるようになった。

児童相談所において、心理学の知識をもって児童やその保護者の心理診断を行う、心理学の専門的学識に基づく心理判定業務に携わる職員として、高度な専門性が求められる。かつては心理学専攻経験のない事務吏員（一般職公務員）が研修を受けて心理判定業務に携わることもあったが、現在では大学・大学院で心理学を専攻し、心理職として採用された者をその任にあてることが普通になっている。任用資格が児童福祉法の条文中に規定のある児童福祉司とは異なり、高度な専門性が求められる専門職でありながら現状では「事実上の任用資格」という扱いである。児童相談所運営指針では、児童心理司とは別に心理療法担当職員を置くことが求められているが、職域の近さから児童心理司が兼務することが多い。

［3］「児童指導員」

児童指導員の役割は、児童福祉の各現場において、主に父母等に代わって児童（18歳未満の者）を監護する。父母の代替的役割を果たしている専門職である。

任用資格は、福祉等に関する資格取得者、大学・大学院の学歴等、または3年以上児童福祉事業に従事した者であって都道府県知事が適当と認定したもの等のかなり広い範囲の任用資格になっている。

[4] 児童相談所の「児童虐待対応協力員」等の非常勤職員

　非常勤職員として任用される児童虐待対応協力員は、「24 時間・365 日体制対応協力員」として、児童福祉司等と協力して、夜間休日における児童家庭相談（特に児童虐待相談）への対応を行うことを役割とする。所長の監督を受け、児童福祉司の補助的業務を行う。

　任用資格は、児童福祉に関する資格・職歴・学歴等比較的広範囲であるが、その1つに「社会福祉主事の任用資格」を有する者が含まれる。

　その他の非常勤職員として、家庭復帰支援員、養育家庭専門員などがある。また、一時保護所には、児童相談所学習指導職員、児童相談所心理職員などの非常勤職員の専門職種がある。

B. 身体障害者更生相談所（身体障害者福祉司）

　身体障害者福祉法11条・11条の2により、都道府県は身体障害者更生相談所を設け、（都道府県の）身体障害者福祉司を置く義務がある。

　都道府県の身体障害者福祉司の役割は、身体障害者更生相談所長の命を受けて、①身体障害者に関する専門的な知識及び技術を必要とする相談及び指導を行い、②一般職公務員では困難な専門的な知識および技術を必要とする業務を行う。

　業務の専門性を担保するため、身体障害者福祉法12条により、都道府県知事は補助機関である職員（公務員）の中から、社会福祉主事任用資格を有する者であって、身体障害者の更生援護その他その福祉に関する事業に2年以上従事した経験を有するものなどを任用しなければならない。

C. 知的障害者更生相談所（知的障害者福祉司）

　知的障害者福祉法12条・13条により、都道府県は知的障害者更生相談所を設け、知的障害者福祉司を置かなければならない。

　都道府県の知的障害者福祉司は、知的障害者更生相談所の長の命を受けて、①一般職公務員では困難な専門的な知識および技術を必要とする業務を行い、②専門的な知識・技術を必要とする相談・指導を行う。③18歳以上の知的障害者の医学的・心理学的・職能的判定を行う。

　業務の専門性を担保するため、都道府県知事は補助機関である職員（公務員）の中から、社会福祉主事任用資格を有する者であって、知的障害者の更生援護その他その福祉に関する事業に2年以上従事した経験を有するものなどを任用しなければならない。

D. 精神保健福祉センター（精神保健福祉相談員）

　精神保健及び精神障害者福祉に関する法律（精神保健福祉法）により、都道府県と指定都市に設置された「精神保健福祉センター」に「精神保健福祉相談員」を配置することができる。精神保健福祉相談員の役割は、相談に応じ、精神障害者・家族等や関係者を訪問して必要な指導を行う。

　任用資格は、精神保健福祉士（国家資格）その他政令で定める資格を有する公務員のうちから、都道府県知事または市町村長が任命する。

E. 婦人相談所（相談・調査員、婦人相談員）

　売春防止法で、要保護女子に対して①相談に応じ、②必要な調査ならびに医学的、心理学的および職能的判定を行い、また必要な指導を行うため、婦人相談所（義務設置）、婦人保護施設（任意設置）に専門職員を配置している。

［1］婦人相談所の職員

　婦人相談所の職員である所長、判定をつかさどる職員（判定員）は、都道府県の補助機関である職員（都道府県の公務員）でなければならない。また、相談および調査をつかさどる職員（相談・調査員）は、社会福祉主事任用資格のある者から任用しなければならない。

［2］婦人相談員

　売春防止法35条１項、都道府県知事および指定都市の長は、婦人相談員を「委嘱」することが義務づけられている（婦人相談所を設置していない市長も、婦人相談員を委嘱することができる）が、常勤職員が好ましい。

　婦人相談員の役割は、要保護女子につき、「その発見に努め、相談に応じ、必要な指導を行い、及びこれらに付随する業務」を行う。

F. 地域包括支援センター（市町村の設置・運営を対象）

主任ケアマネジャー
主任ケアマネジャーとは、ケアマネジャーの上級任用資格であり、主任介護支援専門員に準ずる者として、地域包括支援センターに配置された者などで、「主任介護支援専門員研修」を終了した者を指す。

　地域包括支援センターでは、３分野に分類され専門職が配置されている①介護分野「主任ケアマネジャー（直営型運営）」、②福祉制度分野「社会福祉士」、③医療保険分野「看護師」「保健師」である。これら３分野に配属されている専門職は、国家試験に合格し国家資格を所持したものが任用されている。

また、市町村が直営運営型の地域包括支援センターを設置したが、福祉事務所を設置していない場合には、社会福祉主事を置くことができ（社会福祉法18条2項）、老人福祉法、身体障害者福祉法、知的障害者福祉法に定める援護または更生の措置に関する事務を行うことを職務とする。

3. 特定の福祉行政機関に所属しない専門職

A. 民生委員・児童委員

児童福祉法16条2項により民生委員の委嘱を受けた者は、同時に児童委員の委嘱を受け、行政庁より直接委託を受けて在宅勤務をしている特別職の地方公務員（非常勤）の身分となる。在宅勤務・無報酬である。任期は3年（再任可）。市町村に設置された民生委員推薦会が推薦した者の中から、都道府県知事の推薦によって、厚生労働大臣が委嘱する（民生委員法5条）。

民生委員の役割は、都道府県知事の指揮監督を受けて住民の生活状態を必要に応じて適切に把握し、幅広く各福祉関連法の施行に協力する（民生委員法14条、17条）。

また、児童委員の役割は、児童福祉法17条1項各号の規定により、児童および妊産婦の生活環境状況を把握し、情報提供・援助・指導を行うこと。また、厚生労働大臣は、児童委員のうちから主任児童委員を指名する（児童福祉法16条3項）。主任児童委員の多くは、児童委員の職務を担いながらも、担当区域の諸機関と連絡調整および児童委員の活動に対する援助・協力を行う。

B. 市町村の身体障害者相談員・知的障害者相談員

市町村は、身体に障害のある者の相談に応じ、更生に必要な援助を行う身体障害者相談員を「委託」することができる。また、知的障害者またはその保護者の相談に応じ、更生のため知的障害者相談員を「委託」することができる。在宅勤務・無報酬である。市町村長が業務を委託する。広域的に行う必要がある場合は、都道府県知事（政令指定都市市長、中核市市長）が委託する。

2017年度末の民生委員の数
2017（平成29）年度末の民生委員（児童委員）の数は232,041人で、前年度に比べ1,302人（0.6％）増加している。厚生労働省・統計情報白書 厚生労働総計一覧「平成29年度福祉行政報告例の概況」

民生委員推薦会
民生委員推薦会の委員は、当該市町村の区域の実情に通ずる者のうちから、市町村長が委嘱する（民生委員法8条）。

■理解を深めるための参考文献

●日本学術会議「社会的つながりが弱い人への支援のあり方について—社会福祉学の視点から」2018 年 9 月 13 日.
　福祉サービスの「丸ごと」支援の対象を「社会的つながりが弱い人」と捉え、問題は「社会構造の変化によってもたらされた」ものとの認識から相談支援体制の在り方や政策の在り方ついての提言であり、現状を重視した示唆に富む内容である。

●宮田和明・加藤幸雄・牧野忠康・柿本誠・小椋喜一郎編『社会福祉専門職論』中央法規出版, 2007.
　社会福祉の専門職・専門性・職務について、専門性の教育から考察しており、従来からの専門職の在り方を学ぶことができる。

 コラム　人口収縮と専門職の近未来に向けて

　18 世紀頃からの産業革命・農業革命から始まる人口爆発が多様化して継続する中、我が国も明治維新から大戦を経て急速な人口増と高度経済成長を前提とした各種の社会制度（年金制度など）が整えられてきた。しかし、21 世紀を前に少子高齢化に歯止めをかけようとして対症療法的な各種政策がとられてきたが、少子化に歯止めがかからず「急速な人口収縮」が現実となっている。

　政府は内閣府ウェブサイトで 2020（令和 2）年（総人口 12,532 万人）から 2060 年（総人口 9,284 万人）の将来推計値を公表している。単純計算で 3,248 万人の人口減少である。今後 40 年間で国民の 4 分の 1 が消失することになるが、65 歳以上の高齢者は増加傾向にある。逆に生産年齢人口は減少を続ける。（1.3 人で 1 人を支える時代が到来する）社会構造・社会生活の急速な変化が予想された。

　相対的に増加する高齢者と相対的に減少する現役世代、ここに、人口収縮を前提とした新たな福祉のあり方が求められる。近未来には、福祉に関する安定した税収の確保、および福祉の現場では、マンパワーの確保、各種相談業務等の AI 化、福祉事業施設の AI・IoT 化、各種デバイスの導入などによる現場の省力化・効率化、および健康年齢が上がりさらに高齢者の社会参加も進んでいくであろう。

　また、身体・知的障害者、癌等の難病者、高齢者等の要支援者自身も AI 等の補助（パートナー）を受けて、孤立することなく自室等に居ながらにして安全と治療・療養を確保しながら社会参加への道を開くことも視野に入る日が目前に迫っている。

　福祉の現場で専門職は、高度に情報化された最先端技術を駆使した「専門職 + AI パートナー」が活躍する時代もすぐそこにある。

急激な人口増
総務省によると明治維新（1863〔文久 3〕年）の人口 3,330 万人から 2014（平成 26）年 12 月に人口 12,784 万人に増加した。およそ 150 年余りで 3.8 倍に膨れ上がった。

急激な人口縮小
日本経済新聞 2019（令和元）年 12 月 24 日の記事によると厚生労働省の人口動態統計の年間推計で、日本人の国内出生数は 86.4 万人となった。初めて 90 万人を下回り、「自然減」も 51.2 万人と初めて 50 万人を超え、政府の対策にもかかわらず少子化・人口減が加速している。

65 歳以上の高齢者人口
総務省統計局によると 2018 年度（3,557 万人）、2020 年度（3,619 万人予想）、2030 年度（3,716 万人予想）、2040 年度（3,921 万人予想）。

生産年齢人口の減少
総務省統計局によると生産年齢人口は、2019 年の 7,513 万人から減少を続け 2050 年には 4,930 万人（高齢人口 3,764 万人の 1.3 倍）になると予想される。

第8章 福祉計画の意義・目的ならびに福祉行財政との関係

1

1990 年以降の
わが国の社会福祉政策の転換を背景として、
福祉計画の策定が始まり、
社会福祉の改革を推進してきたことを
理解する。

2

福祉計画が、目標や方策、
地方自治体の役割と権限などを明確にし、
社会福祉の計画化を図ることを目的としていることを
理解する。

3

社会福祉政策の変遷に伴い、
福祉計画の目的や策定主体、内容が、
変化してきたことを理解する。

4

福祉計画によって、
社会福祉分野における財政計画が確立される一方で、
国から地方への更なる財源の移譲と地方自治体の
独自の財源の確保が欠かせないことを理解する。

1. 福祉計画の背景と意義

A. 福祉計画とは

福祉計画とは、5年間から10年間を期間として、市町村や都道府県などが策定する社会計画である。福祉計画は、社会福祉法や老人福祉法などの社会福祉にかかわる法律に基づいて策定され、主に社会福祉サービスやその事業に関する目標や実現に向けての方策などを内容としている。また、長期的視点で目標を掲げ、施策を体系化し、社会福祉の充実を図るものである。わが国では、1990年代から社会福祉の個別分野において、老人福祉計画、介護保険事業（支援）計画、障害福祉計画、次世代育成行動計画などの福祉計画が策定されている。さらに、分野別の福祉計画を総合化して、地域福祉計画が策定されている。

(1) 老人福祉計画

市町村老人福祉計画は、地方自治法の基本構想に即し、老人福祉法によって規定された市町村が定める計画である。その内容は、老人居宅生活支援事業および老人福祉施設による事業の供給体制の確保に関する、老人福祉事業の量の目標とその確保のための方策である（老人福祉法20条の8）。

都道府県老人福祉計画

また、都道府県老人福祉計画は、各市町村を通じる広域的な見地から、都道府県が策定する、老人福祉事業の供給体制の確保に関する計画である。市町村老人福祉計画の達成に資するため、当該都道府県が定める区域ごとの老人福祉事業の量の目標などを内容とする（同20条の9）。

(2) 介護保険事業（支援）計画

介護保険事業（支援）計画

介護保険法

介護保険事業（支援）計画は、介護保険法によって規定され、介護保険事業にかかわる保険給付の円滑な実施を確保するための計画である。国が定めた基本的な指針の下に、3年を1期として、市町村および都道府県が作成する。市町村介護保険事業計画は、介護給付対象サービスや地域支援事業などの、各年度における量の見込みとその見込量の確保のための方策などを定めるものである。また、都道府県介護保険支援計画は、都道府県が定める区域における各年度の介護給付等対象サービスの量の見込み、介護サービス情報の公表、介護支援専門員やその他の介護給付等対象サービスおよび地域支援事業に従事する者の確保または資質の向上に資する事業、介護保険施設相互間の連携の確保に関する事業などを内容とする（介護保

険法 117 条、118 条）。

(3) 障害福祉計画

　障害福祉計画は、障害者総合支援法によって規定され、国が定めた基本的な指針の下に、市町村と都道府県が策定する計画である。障害福祉サービスおよび相談支援、市町村および都道府県の地域生活支援事業の提供体制を整備し、自立支援給付および地域生活支援事業の円滑な実施を確保することを目的とする（障害者総合支援法 87 条）。市町村障害福祉計画は、基本指針に即して、障害福祉サービス、相談支援および地域生活支援事業の提供体制の確保に関する計画である。その内容は、障害福祉サービスまたは相談支援の必要な量の見込みとその確保のための方策、地域生活支援事業やその他の福祉サービスの提供体制の確保などである（同 88 条）。また、都道府県障害福祉計画は、市町村障害福祉計画の達成に資するため、各市町村を通じる広域的な見地から、都道府県が策定する計画である。その内容は、障害福祉サービス、相談支援および地域生活支援事業の提供体制の確保に関して、都道府県が定める区域における各年度の必要なサービス量の見込みとその確保のための方策、障害福祉サービスや指定相談支援に従事する者の確保および資質の向上の方策などである（同 89 条）。

(4) 次世代育成支援行動計画

　次世代育成支援行動計画は、次世代育成支援対策推進法に規定された 5年を 1 期として策定される計画である。次世代育成支援対策の総合的かつ効果的な推進を図ることを目的として、厚生労働大臣が定めた行動計画策定指針に即して策定される。市町村の策定する市町村行動計画（次世代育成支援対策推進法 8 条）、都道府県の策定する都道府県行動計画（同 9 条）、常時雇用する労働者の数が 100 人を超える事業主が策定する一般事業主行動計画（同 12 条）、国および地方公共団体の機関などの策定する特定事業主行動計画（同 19 条）によって構成される。いずれも、次世代育成対策の実施により達成しようとする目標、内容、実施時期などが含まれる。具体的には、地域における子育ての支援や母性ならびに乳児および幼児の健康の確保および増進、子どもの心身の健やかな成長に資する教育環境の整備、子どもを育成する家庭に適した良質な住宅および良好な居住環境の確保、職業生活と家庭生活との両立の推進などの実施の計画である。また、都道府県計画においては、次世代育成支援対策を実施する市町村を支援するための措置も含まれる。

(5) 地域福祉計画

　市町村地域福祉計画は、社会福祉法に規定され、市町村が地方自治法の基本構想に即し、地域福祉の推進に関する事項を一体的に定める計画であ

障害福祉計画

障害者総合支援法

次世代育成支援行動計画

次世代育成支援対策推進法

る。地域における福祉サービスの適切な利用の推進、地域における社会福祉を目的とする事業の健全な発達、地域福祉に関する活動への住民の参加の促進に関する事項を内容とする（社会福祉法107条）。また都道府県地域福祉計画は、各市町村を通じる広域的な見地から、都道府県が策定する、市町村の地域福祉を支援する計画である。市町村の地域福祉の推進を支援するための基本的方針、社会福祉を目的とする事業に従事する者の確保または資質の向上、福祉サービスの適切な利用の推進および社会福祉を目的とする事業の健全な発達のための基盤整備を内容とする（同108条）。

B. 福祉計画の背景

社会福祉基礎構造改革

わが国の福祉計画は、1990年代から著しく進展した。これは、1990（平成2）年から始まり、2000（平成12）年以降の社会福祉基礎構造改革に至る、一連の社会福祉政策の改革の流れに位置づけられる。

[1] 少子高齢社会の到来と地域社会の変容による福祉ニーズの変化

わが国の社会福祉は、1970年代からの少子高齢社会の到来を背景として、さまざまな課題に直面した。すなわち、1970年代以降、高度経済成長期の産業化や都市化によって、地方からの人口流出や都市の過密化と農山村の過疎化、核家族化などが顕在化した。その結果、家族や地域共同体の機能が低下し、地域社会の衰退が顕著となった。2002（平成14）年の社会保障審議会福祉部会による「市町村地域福祉計画及び都道府県地域福祉支援計画策定指針の在り方について（一人ひとりの地域住民への訴え）」においては、伝統的な家庭や地域の相互扶助機能の弱体化や地域住民の相互のつながりの希薄化など、地域社会が変容したことが指摘されている。

さらに、「モーレツ社員」に象徴される男性の家庭における存在感の低下や女性の社会進出、共働きの増加、結婚観の変化などにより、家族のあり方も大きく変化した。しかし、戦後におけるわが国の社会福祉のシステムは、家族の介護とそれを支える地域共同体に依存してきた。したがって、このような家族や地域社会の変化は、社会福祉のあり方を大きく変えることになった。さらに、高齢化の進展や医療の進歩によって、平均寿命が伸長し、高齢者の介護問題が顕在化した。この頃から、介護の末の無理心中や家族による高齢者の虐待など、「介護地獄」が社会問題となった。

また、高度経済成長によって、国民のライフスタイルや価値観も大きく変化した。その結果、社会福祉にかかわるニーズも多様化し、たとえば、住み慣れた地域で人生の終末を迎えたいというニーズも拡大した。このよ

うに、個人のライフスタイルや価値観に応じたきめ細かい介護サービスが求められ、社会福祉のニーズの個別化や多様化が進んだ。

このような地域社会の変容と多様化するニーズを背景として、社会福祉政策は転換を迫られることとなった。その結果、国による社会福祉の改革が1990年代から開始され、2000年以降、社会福祉基礎構造改革として具体化された。そこでは、住民の身近な市町村を中心とした地方自治体の権限強化や利用する側の視点に基づく福祉サービスの提供体制の整備などが進められた。特に、「措置から契約へ」として、行政がすべて決定していた措置制度を見直し、福祉サービスの選択利用制度の導入が行われた。

また、市町村等地方自治体では、社会福祉の施策について、従来の個別分野ごとの「縦割り」を抜本的に見直すことを迫られた。さらに、厳しい財政状況を踏まえることや利用者や住民も参加することも求められた。したがって、より効率的で、住民のニーズを反映した総合的な社会福祉のシステムを整備するために、長期的な視点からの社会福祉の計画化が必要となった。このように、社会福祉の計画化の具体的な方策として、1990（平成2）年以降、福祉計画が策定されるようになった。

［2］社会保障費の増大と高度経済成長の終焉による財政問題

戦後わが国は、福祉国家を目標として、社会福祉の充実を図ってきた。たとえば、1960年の所得倍増計画では、社会保障の充実と向上が、近代福祉国家の義務であるとされた。また、1973（昭和48）年の経済社会基本計画でも、将来の社会保障費への義務的経費の増大を念頭に、国民福祉に結びついた経済社会の発展パターンの追求を国家目標としている。特に1973年は、「福祉元年」とされ、「成長から福祉へ」というスローガンが掲げられた。

1973年秋の第四次中東戦争をきっかけとした石油危機を境に、戦後の経済社会の基調となってきた高度経済成長が止まった。生産コストの上昇と物価上昇によるスタグフレーションの下で、景気は減退した。その結果、税収が減少し、さらに不況対策の積極財政によって財政赤字も拡大した。

これに対して、1980年代以降、福祉政策の見直しが開始された。これは、政府の財政の肥大化が公共部門の経済的比重を上昇させ、民間経済の活力を減退させることを防ごうという意図からである。1981（昭和56）年に開始された第二次臨時行政調査会（第二次臨調）は、「増税なき財政再建」を目標として歳出の見直しを行った。なかでも、社会福祉を含む社会保障費の拡大を抑制するべく、制度的な改革を含めた福祉の見直しに着手した。特に、その最終答申において、行政の目標として「国際社会に対す

117

る積極的貢献」とともに、「活力ある福祉社会の建設」を掲げた。そこで
は、行政の役割を「国民の福祉のために真に必要な施策は確保しつつ、同
時に民間の自由な活動を十分に保障する最小限のものでなければならな
い」としている。そして「活力ある福祉社会は、自立・自助を原則とする
国民の活力と創意を基礎にしてこそ存立しうるものであるからである」と
して、民間の活用を提起している[1]。この答申に沿って、行政が補償すべ
き範囲を「基盤的保障」[2]とし、それ以外については個人や地域の役割を
期待する、民間の活用が進められた。具体的には、ホームヘルプサービス
などの福祉サービスの有料化や民間委託の促進、民間サービスの活用など
が推進された。

　さらに1990年代以降には、将来の社会保障費の増大や社会福祉の充実
を見据えた新たな財源の確保が、国の重要な政策課題となった。その具体
化が消費税の導入である。1989（平成元）年の高齢者保健福祉推進十か年
戦略（ゴールドプラン）においては、その前文に消費税導入の趣旨を踏ま
えた計画であることが明記されている。同様に1994（平成6）年の高齢者
保健福祉推進十か年戦略の見直しについて（新ゴールドプラン）において
も、税制改正における措置を踏まえたことが明記された。

　1988（昭和63）年に成立した消費税法によって、ほとんどの財やサー
ビスの売り上げに3%の消費税が課せられた。その後1994年に税率は5%
に引き上げられた。さらに2012（平成24）年には、年金、介護、医療、
子育ての「社会保障4経費」に充てることを前提に、2015年までに税率
を10%とする消費税法等の一部を改正する等の法律が制定された。

　このような国の財政問題が背景となって社会福祉政策の計画化や総合化
が求められ、1990年代から福祉計画の法制化が進み、老人保健福祉計画
をはじめとする福祉計画の策定が推進されてきた。

[3] 地方分権と社会福祉における地方自治体の役割の増大

　わが国の社会福祉行政は、長く全国一律にナショナルミニマムを充足す
る観点から、国の機関委任事務と規定されてきた。その実施責任や権限の
ほとんどを国が負い、住民に身近な市町村などの地方自治体の執行権限は
制限されていた。しかしその結果、社会福祉行政における地方自治体の主
体性を損ね、地方自治や住民自治を制約する要因ともなってきた。

　これに対して、社会福祉基礎構造改革以降の社会福祉行政では、市区町
村レベルにおける地域の実情や特色を反映することが重視されている。す
なわち、1990（平成2）年の福祉八法の改正によって、市町村主体の地域
福祉の推進に向けた法的な整備が進められた。特に、福祉サービスの権限

基盤的保障

**高齢者保健福祉推進十か
年戦略（ゴールドプラン）**

**高齢者保健福祉推進十か
年戦略の見直しについて
（新ゴールドプラン）**

**消費税法等の一部を改正
する等の法律**
社会保障の安定財源の確
保等を図る税制の抜本的
な改革を行うための消費
税法等の一部を改正する
等の法律。これに基づき
2014（平成26）年に8%
へ消費税が引き上げられ
たが、景気動向を踏ま
え、2019（令和元）年10
月より10%に引き上げ
られた。

ナショナルミニマム

機関委任事務

を原則として市町村に一元化し、老人保健福祉計画の策定を自治体に義務化した。

　さらに、市区町村が保険者となる介護保険の実施を契機に、市町村の主体性が強く発揮されることとなった。また、2000（平成12）年の地方分権一括法により、保健福祉サービスに関する事務のほとんどが「自治事務」として位置づけられた。さらに、「施設重視から在宅重視へ」を具現化する介護保険制度や支援費制度においては、生活の場である地域に最も近い立場で行政を担う、市町村の役割が重視された。

　このような市町村等地方自治体の役割の増大によって、社会福祉行政における地域化が進展した。そして、地方自治体が施策を円滑に実施し、地域化を推進する方策として、老人保健福祉計画をはじめとする福祉計画が策定されることとなった。

地方分権一括法
2000年の地方分権一括法は、正式名称を「地方分権の推進を図るための関係法律の整備等に関する法律」といい、地方分権推進委員会の5次にわたる勧告を受け、地方公共団体の事務に関する記述のある法律のうち、勧告の趣旨から改正が必要なもの475本の法律の改正部分を、1本の法律として改正したものである。

自治事務

C. 福祉計画の意義

　福祉計画の意義は、社会福祉基礎構造改革などの一連の改革で目指された、国民の現代的なニーズを捉えた社会福祉政策を計画的に進めることにある。

　第1に、福祉計画によって、地方自治体が社会福祉の主体となる社会福祉の地域化が進展した。具体的には、地方自治体の役割の拡大やボトムアップ型の政策決定システムの確立、市町村間や市町村と都道府県の連携の強化など、社会福祉の地域化が進んだ。

　第2に、福祉計画によって社会福祉の個々の施策が統合され、より総合的に社会福祉政策を展開することで、社会福祉の総合化が図られた。具体的には、分野別の福祉計画の統合、社会福祉と関連領域の連携、地域を枠組みとする福祉計画の策定によって、社会福祉の総合化が進んだ。

　第3に、福祉計画によって、長期的な視点から社会福祉計画を策定する、社会福祉の計画化が図られた。具体的には、具体的な目標の設定および福祉サービス利用者などの需要側の視点からの計画策定によって社会福祉の計画化が進んだ。

　第4に、福祉計画によって住民の参加や参画が進み、社会福祉における住民の主体化が図られた。具体的には、計画の策定や実施段階で住民が参加・参画し、住民と行政との協働が図られ、社会福祉における住民の主体化が進んだ。

［1］ 社会福祉の地域化

(1) 地方自治体の主体化

　福祉計画は、地域の実情や特色を踏まえ、市区町村主体の地域福祉を推進し、社会福祉行政全般における地方自治体の主体化を促した。たとえば、障害福祉計画では、障害福祉サービスに関して、市町村を基本とする仕組みに統一することが基本的理念として謳われており、市町村が障害福祉サービスを主体となって展開することが明確にされている。

　さらに少子化対策においても、少子化に対処するための施策を国と協力しつつ、地方公共団体は主体的に策定・実施する責務を有するとされている。つまり、地方自治体は少子化対策の主体となることが求められているわけである。同時に、少子化対策が地域社会の活力の維持や発展のために不可欠であることからも、地方自治体が主体となることが必要である。それを受けて、児童育成計画（地方版エンゼルプラン）においても地方自治体は策定主体として位置づけられた。さらに、次世代育成支援に関する行動計画では、全都道府県と市町村に策定が義務づけられ、市町村は少子化対策施策の実施の中核を担う主体として位置づけられた。

　市町村の主体化を主要な目的として明確に示したのは、地域福祉計画である。社会福祉法では、地域福祉計画において、地域における福祉サービスの適切な利用の推進など、地域福祉の推進に関する事項を、市町村が一体的に定めるとしている。したがって、地域福祉計画の策定を通じて市町村の社会福祉における権限と役割が広がり、地方自治体の主体化が進展した。

(2) ボトムアップ型の意思決定と政策策定プロセス

　わが国の行政における意思決定は、国、都道府県、市町村というトップダウン型の意思決定システムによって行われてきた。しかし、福祉計画の策定の過程において、住民の参加はもとより、国、都道府県、市町村の行政の内部の意思決定に、ボトムアップ型のシステムが導入されている。これは、住民の主体化を図るという福祉計画の目的から考えれば当然のことではあるが、他の省庁や分野の計画策定と比較しても、福祉計画においては、ボトムアップ型の意思決定システムが実現されている。

　たとえば老人福祉計画の作成では、市町村がより主体的に計画を策定し、それを都道府県が支援して、さらにそれらの地域の実情を踏まえて厚生労働省が施策に反映する、ボトムアップ型の計画策定システムが採用されている。たとえば第1期の計画では、市町村老人保健福祉計画の全体像が明らかになった段階で国がその内容を調査・分析し、必要に応じて老人訪問看護ステーションや福祉用具の開発普及など、新たな施策も取り込みなが

児童育成計画（地方版エンゼルプラン）
1994（平成6）年に発表された「今後の子育てのための施策の基本方向について」（エンゼルプラン）に基づいて、1995（平成7）年から策定が開始された地方自治体の子育て支援の計画。

トップダウン

ボトムアップ

らゴールドプランの充実を図った。

　次世代育成支援に関する行動計画においては、都道府県の行動計画の策定は、市町村行動計画の目標数値を積み上げて行われた。ここでも、従来の県の方針に基づいて実施する手法ではなく、市町村とのやり取りの中で策定するボトムアップ型の策定手法が採用されている。また、国が策定する子ども・子育て応援プランは、全国の市町村が策定中の次世代育成支援に関する行動計画を踏まえて目標設定がなされ、市町村における行動計画の推進を支援し、地方公共団体の計画とリンクさせた形でプランが策定された。さらに、介護保険事業計画や地域福祉計画においても同様な意思決定プロセスが導入されている。

　このようなボトムアップ型の計画策定手法は、国が主体となる従来のトップダウン型の手法と異なり、市町村の主体性を強めるとともに、住民の参加・参画の前提となるものである。

(3) 市町村相互間の連携および都道府県と市町村の連携

　福祉計画の策定と実施を通じて、市町村間の広域での連携や都道府県と市町村の連携が強化され、地方自治体が主体となって社会福祉政策を推進する体制が整備された。たとえば老人福祉計画では、広域的な視点から近隣市町村が連携するために、都道府県計画において老人健康福祉圏域を設定している。これにより、地域間の福祉サービスの供給システムの格差の解消を図っている。また介護保険事業（支援）計画では、市町村が住民に最も身近な地方公共団体として、保健医療サービスおよび福祉サービスの水準の向上を図る責務を有する。地域の資源を有効に活用するためにも、地域の実情に応じて近隣の市町村が連携することが望ましいとされている。具体的には、要介護者などの実態に関する調査の共同実施や市町村介護保険事業計画の共同作成、介護給付等対象サービスの共同利用など、広域的な取組みを推進している。さらに都道府県は、広域的な観点からの需要の把握や複数の自治体による広域的取組みに対する協力など、市町村の方針を尊重しながら、市町村を支援している。

　さらに、次世代育成支援に関する行動計画では、市町村の地方版エンゼルプランとの関係が希薄であったことを反省し、都道府県は新たに行動計画を策定し、市町村の取組みを支援した。特に都道府県行動計画は、すべての地方自治体の少子化対策の実効性を確保するために、少子化対策施策・子育て支援施策の中核を担う市町村の取組みを支援した。また、単独の市町村では困難な取組みについて都道府県が福祉圏域ごとに調整を行うなど、広域的な連携を都道府県が積極的に進めている。また、都道府県は、市町村行動計画の策定について、技術的支援・情報提供、市町村との協議

老人健康福祉圏域

の場の設置、モデル地域やモデル地区の設定などを通じて支援した。

［2］社会福祉の総合化

　福祉計画により、さまざまな観点から社会福祉の総合化が図られた。

　第1に、分野別の福祉計画の連携による社会福祉の総合化である。老人福祉計画、障害福祉計画、次世代育成支援行動計画など、各分野における市町村の福祉計画は、ニーズ把握に基づきサービス目標量が示され、各市町村はその目標達成を目指し、各分野でサービス基盤の整備が拡充されてきた。しかし、次の段階として、それらのサービスが利用者や地域住民のニーズにあわせて相互に調整・連携して整備されることが求められるようになった。このような経緯から、社会福祉の各分野における計画が個別に策定されるのではなく、分野を超えて連携し、総合的な社会福祉政策やシステムの構築が図られている。

　第2に、社会福祉と関連領域の連携である。すなわち、福祉計画の策定によって社会福祉と関連する幅広い領域との連携が図られている。たとえば老人福祉計画は、保健・医療・福祉という従来の計画の中核となっていた分野だけでなく、幅広い視点から作成されている。すなわち、住宅、教育、雇用、交通といった生活環境など総合的な観点から、高齢者分野の保健福祉サービスのシステムを捉えている。同様に、過去の老人保健福祉計画の見直しでは、老人保健計画や医療計画との調和を図ることおよび地方自治法に規定する市町村の基本構想に即したものにすることとされている。そして、保健・医療・福祉の分野を超えた統合化および一元化が図られ、より総合的な計画の策定が求められた。また、児童福祉分野においても、市町村と都道府県によって策定される行動計画では、次世代の育成を社会全体の課題として捉え、地域全体で支えるシステムの構築を提起し、地域づくりの1つとして行動計画を位置づけている。

　第3に、地域福祉計画の策定によって、分野別の福祉が統合化・一元化されることである。地域福祉計画は、在宅福祉サービスを中核とした地域福祉という新たな社会福祉のサービスシステムを、市町村において整備するという総合的な計画である。すなわち地域福祉計画は、市町村における社会福祉政策の統合化・一元化を大きく促進するものである。1998（平成10）年の中央社会福祉審議会社会福祉基礎構造改革分科会の「中間のまとめ」では、「現在、老人、障害者、児童といった対象者ごとに策定されている計画を統合し、都道府県及び市町村のそれぞれを主体とし、当事者である住民が参加して策定される地域福祉計画を導入する必要がある」とされている。ここでは、社会福祉基礎構造改革の重点として、地域福祉計画

在宅福祉サービス

による社会福祉の総合化が提起されている。

　大橋謙策は、地域福祉計画はあらゆる観点から総合的な計画であるとしている。第1に、分野を超えたサービス提供システムを軸に地域福祉を推進し、在宅福祉サービスと施設福祉サービスを一元的に捉え、市町村の社会福祉サービス全体を統合する政策である。第2に、地域における社会的コストを有効に活用するという視点から、保健・医療・福祉の総合化を図っている。第3に、地域での自立生活を可能とし、生活の質（QOL）を保障するために、住宅保障、生涯学習、移送サービスなどの関連サービス分野も包含する。第4に、行政によるフォーマルケアと、近隣住民や家族によるインフォーマルケアの総合化を図るシステムと事業のあり方が包含される。そして、第5に、民間の福祉サービスの供給や組織の健全な育成が含まれる。このように地域福祉計画は、多様な社会福祉サービス供給のあり方が総合的に示されている計画であるとしている[3]。

大橋謙策
1943〜

施設福祉サービス

フォーマルケア
インフォーマルケア

[3] 社会福祉の計画化

(1) 具体的な目標の設定

　福祉計画は、5年ないし10年間の期間を対象として、その期間に達成するべき福祉サービスの整備量などの目標について具体的な数値を設定し、社会福祉の計画化を推進してきた。たとえば障害福祉計画では、地域全体の「就労」や「地域移行」などを目指し、具体的な目標を数値化し、介護給付や訓練等給付個々のサービス見込量を算定している。また、児童福祉分野においても、次世代育成支援に関する行動計画では、地域における子育ての支援について具体的な数値目標が設定されている。さらに地域福祉計画においては、社会福祉行政の計画化が目的の1つとされ、具体的に、市町村にとって財政的に可能なサービスのあり方、ニーズに合わせた在宅福祉サービスの水準・総量・提供方法、在宅福祉と施設福祉の配分、行政と民間の関係のあり方、社協の役割などが明らかにされている。特に地域福祉計画では、単なる数量的目標にとどまらず、計画の推進にかかわるさまざまなシステムなどソフト面についても計画化を図っている。

(2) 需要側の視点による計画の策定

　老人保健福祉計画以降の福祉計画の策定と実施を通じて、地域のニーズに基づいた社会福祉システムの構築が図られてきた。従来の国や地方自治体の行政計画は、地域のニーズなどを踏まえることなく、サービスなどの供給側の観点から全国一律の基準で策定されることが多かった。これに対し、福祉計画の策定過程では、さまざまな手法を駆使して地域ニーズや地域の現状を充分に把握し、それを計画に反映している。特に、サービス受

給者や地域住民などの需要側の観点から計画が策定されることが重視されている。そのために、福祉計画の策定においては、地域ニーズや地域の現状などの把握が重要とされてきた。

　具体的には、老人福祉計画の作成にあたって地域の実情を把握するために、各市町村は保健福祉サービスに対する地域の高齢者のニーズなどを調査し、その結果を踏まえてサービスの目標量を設定している。また、介護保険事業（支援）計画の見直しでは、それぞれの地域における地域的条件の特殊性や地域づくりの方向性を勘案して、地域の実情に応じた特色が明確にされた計画を策定することが行われている。さらに2003（平成15）年からの見直しにおいては、地域ニーズの把握のための体制の整備として、介護保険担当部局と民生や保健衛生、教育、労働、地域振興などの関係部局間の連携、介護保険事業計画作成委員会の開催や情報公開、被保険者の意見の反映、市町村と都道府県との連携などが進められた。

　同様に、障害福祉計画の策定においても、サービスを利用する障害者のニーズを把握し、障害者の意見を反映させる方策をとっている。すなわち、障害者の参加に努め、さらに障害者を取り巻く地域住民や企業など幅広く参加を促すことが求められた。また、広報活動などを通じて地域社会の理解を深め、また養護学校やハローワークなどの行政関係機関、企業、医療機関と連携するなど総合的な取組みを行うことが重要とされた。

　さらに次世代育成支援に関する行動計画の策定にあたっては、住民ニーズを適切に把握することが重要であるとされ、ニーズ把握の方法などから具体的な手法まで計画の中に盛り込まれている。地方版エンゼルプランの策定に際しては、保育サービスに関する需要調査が中心であった。しかし、次世代育成支援に関する行動計画では、保育サービスのニーズ調査に加えて、子育て支援サービスについての住民ニーズを把握するための調査の実施が求められた。調査では、コンサルタント会社などの外部機関に委ねず、職員の意識の向上や計画策定後の施策の円滑な実施を図るために、各市町村の職員が自ら参加することが求められた。

[4] 社会福祉における住民の主体化

　福祉計画の策定と実施は、社会福祉分野における地域住民の参加や参画を進め、より地域住民の主体性を引き出す機会となった。特に、地域福祉計画については、社会福祉法で、その策定・実行・評価のすべての過程において住民の参加が求められている。社会保障審議会福祉部会の2002（平成14）年1月の部会報告「市町村地域福祉計画及び都道府県地域福祉支援計画策定指針の在り方について（一人ひとりの地域住民への訴え）」は、

住民参加について「地域福祉とは地域住民の主体的参加を大前提にしたものであり、地域福祉計画の最大の特徴は『地域住民の参加がなければ策定できない』ことにある」とその重要性を提起している。さらに「地域住民を施策の対象としてのみとらえるのではなく、地域福祉の担い手として位置づけるとともに、地域住民の自主的な活動と関係諸団体及び公共的なサービスとの間の連携を図っていくことが重要である」として、住民の参加と利用者の主体性を強調している。

このような福祉計画における住民参加は、計画に地域ニーズを反映し、計画の策定や実施が円滑に行われるだけではなく、福祉や地域に関する学習の機会ともなる。すなわち福祉計画の策定は、地域住民が社会福祉について学び、考える絶好の機会となる。さらに、住民が参加することで行政職員とのコミュニケーションが図られ、相互に信頼関係が構築されることで住民と行政の協働の基盤が整備された。

2. 福祉計画の目的

福祉計画は、社会福祉にかかわる法律などに基づき、5年から10年間の中期において数値などの具体的な目標を設定し、その実現に向けて必要な施策などを明確にする、福祉の計画化を目的としている。また、社会福祉行政の主体として、市町村などの地方自治体の役割と権限を明確にして、社会福祉の推進体制を整備することも目的とされている。

分野別の福祉計画において、それぞれ次のような計画の目的が具体的に示されている。

(1) 老人福祉計画

老人福祉法では、老人福祉計画は、地方自治法の基本構想に即して、老人居宅生活支援事業および老人福祉施設による事業の供給体制の確保に関する計画を定めることが策定の目的とされている。すなわち、在宅福祉サービスと施設福祉サービスの整備を骨子として、在宅福祉サービスと施設福祉サービスが、きめ細かく一元的かつ計画的に推進される体制作りと、サービスの供給体制の改革と整備を進めることを目的とする。市町村老人福祉計画では、市町村が将来必要な老人保健福祉サービスの量を明らかにし、その提供体制を計画的に整備することを、都道府県老人福祉計画では、市町村を支援するため、広域的な観点から、老人保健福祉圏域の設定、サ

ービス提供体制の確保策などを策定することを目的としている（老人福祉法20条の8、9）。なお、老人保健法により規定されていた老人保健福祉計画は、2008（平成20）年4月の「健康保険法等の一部を改正する法律」により題名改正を含む大幅な改正が行われて改定された「高齢者の医療の確保に関する法律」により規定された「医療費適正化計画」、健康増進法（平成14年法律第103号）第8条第2項に規定する「健康増進計画」及び高齢者の医療の確保に関する法律（昭和57年法律第80号）第19条第1項に規定する「特定健康診査等実施計画」として新たに位置づけられた。また国民の健康の増進の総合的な推進に関し基本的な事項を定めるとともに、国民の健康の増進を図るための措置を講じ、国民保健の向上を図ることを目的とした健康増進法（平成15年5月施行）において、都道府県健康増進計画及び市町村健康増進計画（住民の健康の増進の推進に関する施策についての計画）の策定が規定されている。

(2) 介護保険事業（支援）計画

介護保険事業（支援）計画は、3年を1期とする介護保険事業にかかわる保険給付の円滑な実施、すなわち、要介護者などに対して必要な介護サービスを適切に提供するために、介護サービス利用意向や必要なサービス量などを把握し、基盤整備を計画的に推進していくことを目的とする。そのために、国が定めた基本的な指針の下に市町村および都道府県が作成するものである。具体的には、介護給付等対象サービスを提供する体制の確保、および介護給付等対象サービスの種類ごとの量の見込みを定めるにあたって参酌すべき標準などを内容とする。市町村介護保険事業計画は、介護給付対象サービスや地域支援事業などの、各年度における量の見込みとその見込量の確保のための方策などを内容とする。また、都道府県介護保険支援計画は、都道府県が定める区域における各年度の介護給付等対象サービスの量の見込み、介護サービス情報の公表、介護支援専門員その他の介護給付等対象サービスおよび地域支援事業に従事する者の確保または資質の向上に資する事業、介護保険施設相互間の連携の確保に関する事業などを内容とする。

(3) 障害福祉計画

障害福祉計画は、障害者の状況などを踏まえて、自立支援給付および地域生活支援事業の円滑な実施を確保することを目的として、障害者のための施策に関する基本的な計画を策定するものである。すなわち、地域の障害者の自立生活に活用できるよう、福祉施設や事業体系の抜本的な見直しとあわせて、障害福祉サービスの計画的な整備を進めるために、地域の実情にあった具体的な基盤整備を進め、障害者が自立した社会生活を営むた

めに必要な障害福祉サービスなどが地域において計画的に提供される体制の確保を目的としている（障害者総合支援法87条、88条、89条）。

障害者総合支援法

(4) 次世代育成支援に関する行動計画

次世代育成支援に関する行動計画は、次世代育成支援対策の総合的かつ効果的な推進を図ることを目的としている。具体的には、母性ならびに乳児および幼児の健康の確保および増進、子どもの心身の健やかな成長に資する教育環境の整備、子どもを育成する家庭に適した良質な住宅および良好な居住環境の確保、職業生活と家庭生活との両立の推進などについて、目標および目標達成のために講ずる措置を内容とする（次世代育成支援対策推進法8条、9条、12条、19条）。

次世代育成支援に関する行動計画

次世代育成支援対策推進法

(5) 地域福祉計画

地域福祉計画は、地域福祉の推進に関する事項を一体的に定め、市町村においては、地域における福祉サービスの利用の推進、社会福祉を目的とする事業の発達、住民の参加の促進など、都道府県においては、市町村の地域福祉の支援を目的とする（社会福祉法107条、108条）。小林雅彦は、「地域福祉計画」の策定の目的について、5項目に整理している。①市町村の責務の明確化、②在宅サービスを軸にして分野を統合した利用者中心の新しいサービスシステムの構築、③計画の統合化により重点的、優先的に整備するべき施策の明確化、④地域住民や社会福祉に関する活動を行う地域福祉の推進主体の協働の指針の明示、⑤利用者の利益の保護を図るための事業の整備を、地域福祉計画の目的として挙げている[4]。

地域福祉計画

社会福祉法

小林雅彦

3. 行財政計画としての福祉計画

A. 社会福祉政策と福祉計画

社会福祉政策は、時代の移り変わりの中で、それぞれの時期における社会的なニーズに対応しながら展開されてきた。社会福祉政策の変遷に伴い、福祉計画の策定主体や計画の目的、主な内容は、それぞれの時期によって変化してきた。

福祉関係八法の改正
老人福祉法、児童福祉法、身体障害者福祉法、精神薄弱者福祉法（現、知的障害者福祉法）、母子及び寡婦福祉法（現、母子及び父子並びに寡夫福祉法）、老人保健法、社会福祉事業法（現、社会福祉法）、社会福祉・医療事業団法（当時）

[1] 高齢化社会の到来と福祉関係八法の改正

1990（平成2）年の福祉関係八法の改正をきっかけに、わが国の福祉政

策は大きく転換した。すなわち、高齢者や障害者の施設への保護などを中心に展開されてきた従来の施設重視の福祉を見直し、在宅重視の福祉へと転換を図ったわけである。これは、少子化や高齢化を背景とした福祉ニーズの変化を踏まえたものである。具体的には、在宅福祉サービスの法定化や福祉サービスの権限の市町村への一元化など、福祉の総合化および地域化が図られた。また、市町村を主体とした、自立生活を支援する総合的な福祉体制の整備が進められた。

今後の社会福祉のあり方について
1989（平成元）年3月に発表された福祉関係三審議会合同企画分科会の意見具申。

　1989（平成元）年の「今後の社会福祉のあり方について」[5]では、基本的な考え方として、市町村の役割の重視や在宅福祉の充実が提起された。また、福祉関係八法の改正の重点として、①在宅福祉サービスの積極的展開、②福祉サービスの権限の市町村への一元化、③地方老人保健福祉計画の策定を自治体に義務化、の3点が掲げられた。

　このような福祉の総合化および地域化に伴い、市町村などの地方自治体の権限と役割が拡大し、市町村を主体とした社会福祉の計画化が推進された。特に、1986（昭和61）年の地方公共団体の執行機関が国の機関として行う事務の整理及び合理化に関する法律は、市町村の計画策定の根拠となった。すなわち、機関委託事務から団体委託事務への移行によって、市町村が措置などの決定権限を持つことになった。その結果、老人保健福祉計画を皮切りに、障害者基本法による障害者計画の策定の義務化や、児童育成計画の策定指針など、各分野で市町村による福祉計画策定の制度化が進んだ。

［2］ 社会福祉基礎構造改革による社会福祉政策の転換

社会福祉基礎構造改革

　社会福祉政策における計画化の流れは、2000年代の社会福祉基礎構造改革によってさらに進展した。社会福祉基礎構造改革は、1990年代の社会福祉政策の計画化や地域化などの改革をさらに推進するものである。特に福祉サービスの利用について、利用者が選択して契約する制度が導入された。具体的には、1997（平成9）年に成立した介護保険法や同年の児童福祉法の改正によって、利用者中心のサービス体制への転換が行われた。

　また、在宅福祉が高齢者から障害や児童福祉にも広がり、高齢者の権利擁護やサービス評価など、福祉サービスも多様化した。さらに、ボランティア活動や非営利組織などによる福祉事業の拡大により、福祉サービスの担い手の多元化が進んだ。

機関委任事務

団体委任事務

自治事務

　2000年代においては、地方自治体への分権化が進められた。すなわち、福祉事務所を中心とする制度的な社会福祉の措置事務が、機関委任事務から団体委任事務へ、さらに自治事務となった。また2000（平成12）年に

は、社会福祉基礎構造改革の一環として、社会福祉の増進のための社会福祉事業法等の一部を改正する等の法律が成立した。措置制度から利用契約制度への転換、福祉サービスの充実、地域福祉の推進を内容とする、社会福祉事業法を改正した社会福祉法などの8つの法律が施行された。その結果、社会福祉政策において地域福祉が中核として位置づけられ、地域福祉型の社会福祉を目指すことになった。

このように、市町村の権限が拡大し、さらにその計画化を図ることが必要とされ、地域福祉計画の策定が求められた。市町村は、2003（平成15）年度以降、社会福祉法に基づき、老人保健福祉計画、介護保険事業計画、障害者計画、児童育成計画と整合を図りつつ、地域福祉計画の策定に取り組んでいる。

地域福祉計画

[3] わが国の福祉計画の4つの特徴

わが国の福祉計画の特徴は、次の4点に集約することができる。

第1に、当初は経済計画の一部を構成するにすぎなかった福祉計画が、社会福祉部門の独自の行政計画として確立されてきたことである。1960年代までの社会福祉計画は、戦後復興および経済発展を推進する経済計画や社会保障計画の一部として位置づけられていた。しかし、高度経済成長の終焉やその歪みの是正が政策の中心課題となった1970年代以降は、社会福祉分野の行政計画として策定されるようになった。

第2に、国の福祉計画から地域の福祉計画へと変化してきたことである。わが国の社会福祉政策は、ナショナルミニマムの充足を出発点として、施設福祉の充実を経て、地域福祉、在宅福祉の展開へと変化してきた。このような政策の展開に伴い、福祉計画の地域化が進められた。

第3に、福祉計画の主体が、国から地方自治体へと変化してきたことである。特に、策定の過程において、住民参加が重視され、トップダウン型からボトムアップ型へ、計画の策定手法が変化してきた。

第4に、当初は構想であった計画の内容が、具体的な目標値を伴った実施計画へと発展してきたことである。1950年代では、体系的な制度に結びつかない、社会保障の構想の提起にとどまっていた。しかし、その後課題を明らかにした課題計画や実施計画へと、その内容は変化してきている。

実施計画

B. 財政的視点の福祉計画

1990年代から始まる社会福祉の一連の改革によって、社会福祉分野における財政のあり方は大きく変化した。すなわち、地方自治体の社会福祉

行政において福祉計画が策定され、事業量やサービス提供の基盤整備などの目標が明確にされたことで、社会福祉分野における財政計画が確立された。

［1］実施計画としての老人保健福祉計画

　老人保健福祉計画では、事業の目標量や計画の実施のための方策など、社会福祉の分野で初めてその内容に具体的な実施計画が盛り込まれた。しかし老人保健福祉計画では、具体的な事業の量の目標に向けて、事業を実施し目標を達成するために必要な財源の配分の必要額が明らかにされていない。また、老人保健福祉計画が中期の期間を対象としているのに対し、自治体予算は単年度主義で毎年予算編成が必要になるという問題もあった。しかし、福祉計画において、財政的な裏づけの前提となる具体的な目標が初めて掲げられたという点において、わが国の社会福祉行政において大きな変革であったといえよう。

［2］福祉基礎構造改革と措置制度

　社会福祉における財政計画は、高齢者福祉における介護保険制度と障害者福祉における支援費制度および障害者総合支援法によって、さらに進展した。介護保険制度の導入以前には、社会福祉における費用の負担は、法定の社会福祉事業について措置制度を中心としていた。措置費は、国、都道府県、市町村が全額を分担し、地方自治体が入所者へ直接支払うのではなく、施設に直接支払う仕組みとなっている。

措置制度

措置費

　措置費は、福祉施設に入所措置を行うための費用であり、社会福祉施設の経常的な運営費である。具体的には、人件費や管理費などの事務費と入所者の飲食物費などの事業費によって構成されている。措置費の負担はそれぞれの制度によって異なり、たとえば、生活保護費では、国が4分の3を負担し、残りの4分の1を都道府県、市および福祉事務所を設置する町村が負担する。この措置制度の下では、社会福祉サービスの費用は、措置費の全額ないしその一部を徴収する応能負担の仕組みが取り入れられている。すなわち、一定の所得基準より低い場合を除き、利用者ないしその扶養義務者から負担能力に応じて支払うものである。

応能負担

［3］財政計画としての介護保険事業計画および障害福祉計画

　介護保険法によって、老人福祉法の措置費は、ごく例外的な事例を除き消滅し、介護給付と予防給付による介護保険給付となった。すなわち、介護給付は、居宅介護サービス費など9種類、予防給付は7種類のサービス給付によって成り立っており、費用の50％を公費から負担し、残りを保

険者である市町村の介護保険特別会計から負担する。さらに、1割の利用者負担については、応益負担となっている。

応益負担

　この介護保険の保険料は市町村が策定する介護保険事業計画において設定される。すなわち、事業計画の見直しにあわせて、3年ごとに、事業計画の定めるサービス費用見込み額などに基づき、3年間を通じて財政の均衡を保つように設定されている。また、障害者福祉サービスについても、総合支援法に基づき、介護給付などの費用を市町村が支弁し、国が2分の1、都道府県が4分の1を負担する。このように、介護保険事業計画と障害福祉計画は、福祉サービスの目標量を定め、その供給体制の整備を行うものである。したがって、介護保険事業計画と障害福祉計画は、福祉サービスの供給と需要を規定する重要な財政計画として捉えることができる。具体的には、市町村は、事業者の許認可権の活用や施設設置の制限などを通じて、供給のコントロールを行う。一方で、需要面のコントロールも市町村が担い、福祉計画にも反映される。たとえば、介護保険において、要介護認定者数を介護予防などの取組みによって抑制するなどである。このように福祉計画は、財政計画の前提としてより重要な役割を担うこととなった。

［4］地域福祉計画と地方自治体の自主的財源

　地域福祉計画は財政的な観点から、国からの国庫負担金および国庫補助金を財源としない、一般財源によって事業が実施されるという特徴がある。地域福祉計画は、いわば自治事務として位置づけられ、各地方自治体が追加的に自主財源を確保していくことが求められる。言い換えれば、どのような地域の福祉行政を展開するかを、独自に財源を確保することで、各地方自治体の裁量で決めることができるシステムでもある。その点では、地域福祉計画は地方自治体による地域福祉の実施計画であるとともに、地方自治体が財源確保まで努力しなければならない財政計画でもある。

国庫負担金

国庫補助金

一般財源

自治事務

［5］福祉計画の実施のための財源の確保

　2000年代に入り、国の予算規模の圧縮と地方財政の縮小が進み、福祉に関する財政も大きく変化した。特に介護保険の導入は基本的な構造を変え、その後の障害者総合支援法によってさらに構造変革は加速された。その中で、社会福祉行政の主体として位置づけられた地方自治体ではあるが、2000（平成12）年以降その財政規模は縮小傾向にある。2000年度の決算では、地方財政（都道府県と市町村の純計）の歳出規模は、約97兆6,164億円であったが、2013（平成25）年度の決算では、約93兆1,665億円

（東日本大震災分を除く通常収支）と減少している。これに対して、2000年度の決算では、約13兆3,920億円で歳出全体の約13.7％を占めていた民生費が、2013年度の決算では、約22兆4,473億円で歳出全体の約24.1％となった。このように民生費が金額でもシェアでも増大している。少子化や高齢化の進展によって、今後も、民生費の増大が予想されるが、地方財政はこれまで概観したように縮小傾向にある。したがって、住民のニーズにあった社会福祉行政を展開するためには、無駄な事業を見直すなど地方自治体が財政の効率化や健全化を図ることが必要である。

さらに、地方自治体自ら、新たな財源の確保に向けた努力をすることも重要である。すでに一部の地方自治体では、独自の財源確保の取組みがなされている。たとえば、分権改革による法定外目的税などの独自課税やコンビニなどでの税金の収納など納税の促進および滞納を解消する方策、公共施設の命名権の売買や広報誌における広告の掲載、ふるさと納税、寄付金によるファンドの創設など、独自のアイデアと工夫をこらしている。

このような財源確保の努力は、地域福祉計画の策定において重要となる。地域福祉計画を策定して推進する事業の財源は、市町村の一般財源であり、国からの国庫補助負担金はない。したがって、市町村が地域福祉計画を策定し、それを実施していくためには、負担金や補助金などの逼迫（ひっぱく）する国家財政への依存を軽減し、自主的な財源を確保し活用することが求められる。

たとえば、地域福祉基金や共同募金、高齢者の資産を活用して在宅で生活を継続して老後の生活を保障する資産活用制度、NPOへの寄付など民間財源の活用などである。地域福祉基金は、ゴールドプランの策定を背景として、民間や地方の独自性を図るべく、当時の自治省と厚生省が連携して設置された。具体的には、地方自治体の出資および市民の寄付を財源として、その運用益によって福祉活動を広く支援するシステムである。在宅福祉や健康、生きがいづくり、給食サービス、友愛訪問などのボランティア活動などに活用されている。地域福祉基金は、市民が直接拠出する財源であり、地方自治体の創意工夫が生かされる独自の財源でもある。したがって地域福祉計画においては、このような財源の確保についても検討を行い、目標を設定し、その達成の方策を提起することが必要となる。

4. 福祉計画の展望

[1] 将来を見通したニーズの把握

　福祉計画の策定において、サービス利用者や地域住民のニーズの把握が行われたが、より詳細にニーズや地域の実態を把握する必要がある。たとえば老人保健福祉計画では、当初、サービス供給体制の改革や整備などの供給や提供者側の整合化や利害の調整が第一とされ、ケアの内容やシステムなどのソフト面が不十分なまま立案された。その結果、当事者や住民の声や実態を反映していないという批判もあり、地域住民や高齢者など受け手側のニーズや課題を正確に把握することが求められている[6]。

　したがって今後の福祉計画においては、地域のサービス利用者や地域住民の置かれている状況を、幅広く全般的に捉えて計画を作成する必要がある。すなわち、地域住民や高齢者、障害者などの直面する問題やニーズについて、正確に把握しなければならない。また、潜在的な問題を顕在化させ、住民の意識を高めることも必要となる。

[2] 市町村への権限と財源の移譲

　地域の福祉を発展させる活動や取組みが自立的に展開され、その活動の場である地域社会や、活動を主体となって推進する市町村が、より自立することが必要である。特に、分権化によって市町村の責任と業務は拡大したが、たとえば介護保険制度のように国によって全国一律に制度が決められるなど、権限と財源については依然として国が主体となっている。その結果、地域の特性やニーズが必ずしも社会福祉行政に反映されず、無駄が生じているという批判もある。したがって、福祉計画がより有効かつ効率的に実施されるためには、社会福祉行政における市町村への一層の権限と財源の移譲が求められる。

[3] 新たな福祉ニーズへの対応

　地域における新たな社会福祉にかかわる問題やニーズを、どのように福祉計画に位置づけていくかも、福祉計画の策定にかかわる重要な課題である。具体的には、ドメスティック・バイオレンスの被害者や虐待を受けている子ども、ホームレス、不登校の児童・生徒、ひきこもりやニートの若者、雇用の不安定化によるワーキング・プア、生活困窮者などの課題であ

ドメスティック・バイオレンス
DV: domestic violence

生活困窮者
生活困窮者とは、現に経済的に困窮し、最低限度の生活を維持することができなくなるおそれのある者をいい。2015（平成27）年に生活困窮者の自立を図ることを目的とした「生活困窮者自立支援法」が施行された。

133

る。これらの課題は、現在の社会福祉施策から取り残されているのが現状である。

特に貧困対策については、近年の格差拡大を背景として重要な社会課題となっており、2013（平成 25）年には、「生活困窮者自立支援法」および「子どもの貧困対策の推進に関する法律」が成立し、いずれも分野を横断した総合的な対策が進められた。「子どもの貧困対策の推進に関する法律」では、「子どもの貧困対策に関する大綱」を国が定めるとともに、都道府県は子どもの貧困対策についての計画を定めるように努めることが求められた。さらに 2019（令和元）年には、議員提出による子どもの貧困対策の推進に関する法律の一部を改正する法律が成立し、子どもの「将来」だけでなく「現在」の生活等に向けても子どもの貧困対策を総合的に推進することが明記され、市町村が子どもの貧困対策についての計画を定めるよう努める旨が規定された。「子どもの貧困対策に関する大綱」は、平成 26（2014）年に閣議決定され、さまざまな取組みが行われたが、2019 年の法改正を受けて同年 8 月に新たな大綱が作成され、特に分野横断的な取組みを進めることが提起された。また「生活困窮者自立支援法」を受けて、2015（平成 27）年に、「現在は生活保護を受給していないが、生活保護に至るおそれがある人で、自立が見込まれる人」を対象にした生活困窮者支援制度が開始され、より分野横断的な取組みが進められている。

このような課題に取り組む上で、今後の社会福祉において重要な理念と考えられるのが、ソーシャル・インクルージョンとエンパワメントである。

ソーシャル・インクルージョンは、「全ての人々を孤独や孤立、排除や摩擦から援護し、健康で文化的な生活の実現につなげるよう、社会の構成員として包み支え合う」という理念である。2000（平成 12）年 12 月の厚生労働省による「社会的な援護を要する人々に対する社会福祉のあり方に関する検討会報告書」には、社会的に弱い立場にある人びとを社会の一員として包み支え合う、ソーシャル・インクルージョンの理念を進めることが提言されている。

また、インクルージョンの過程において、エンパワメントが不可欠となる。エンパワメントとは、個人や集団が自らの人生の主人公となれるように力をつけ、自分自身の生活や環境をよりコントロールできるようにしていくことである。本人が本来持っている能力や力を発揮できるように、あらゆる社会資源を再検討し、条件を整備し、制約条件を取り除くことである[7]。

さらに、生活の質（QOL）も、今後の福祉計画の策定において重要な概念である。すなわち、生活の質は、これまでの単なる延命や長寿、ある

生活困窮者自立支援法

子どもの貧困対策の推進に関する法律

子どもの貧困対策に関する大綱

ソーシャル・インクルージョン

エンパワメント

生活の質
QOL: quality of life

いは金銭的、物質的な豊かさの追求を見直し、新たな目標を模索する動き
であり、福祉計画においても価値観の多様化を踏まえた目標の設定が、今
後、より必要となる。

[4] 住民のより主体的な参画と地域コミュニティの見直し

　福祉計画の策定や実施の過程に地域住民の参加が求められているが、実
際には各市町村によって状況が異なっている。これは、住民参加の方法や
行政側の意識などの問題だけではなく、地域住民の行政への依存やコミュ
ニティのあり方そのものの問題に起因している場合も多い。特に地域のコ
ミュニティにおいては住民のつながりが希薄であり、個別化や孤立化が進
んでいる現状がある。しかし、都市部を中心として孤独死などの問題が顕
在化するなど、地域のあり方を見直すことは今後の重要な課題である。

　2008（平成20）年3月の「これからの社会福祉のあり方に関する研究
会」報告においても、地域における「新たな支え合い」の領域を拡大、強 新たな支え合い
化し、地域の多様な生活課題を広く受け止め、柔軟に対応する地域福祉を
進める必要があることが提起されている[8]。また2013（平成25）年3月
の「地域包括ケア研究会報告書」などを踏まえて、厚生労働省が2025（令
和7）年を目途に整備を進めている「地域の包括的な支援・サービス提供 地域の包括的な支援・サ
ービス提供体制（地域包
括ケアシステム）
体制（地域包括ケアシステム）」では、地域における「住まい」「医療」
「介護」「予防」「生活支援」の提供を一体的に提供することを目指してい
る。地域包括ケアシステムは、保険者である市町村や都道府県が、地域の
自主性や主体性に基づき、地域の特性に応じて作り上げていくことが必要
とされている。特に市町村では、2025年に向けて、3年ごとの介護保険事
業計画の策定・実施を通じて、地域包括ケアシステムを構築することが求
められている。

　この地域包括ケアシステムは、従来の「自助・共助・公助」に加えて
「互助」によって実現されることが想定されている。「互助」とは、費用 互助
負担が制度的に裏付けられていない自発的なものであり、地域住民やボラ
ンティアによって支えられるものである。

　したがって、福祉計画の策定や実施に際して地域住民の一層の参加が求
められるとともに、福祉計画を通じて地域住民の意識を変革し、より主体
的な参加を促すとともに、地域コミュニティのあり方を見直し、地域の連
帯を強化することが必要である。

注）
　(1)　牧里毎治・野口定久・河合克義編『地域福祉』これからの社会福祉 6，有斐閣，

1995, pp.87-88.

(2) 1982年7月の第二次臨時行政調査会（第二次臨調）の「基本答申」において示された概念.

(3) 大橋謙策・原田正樹編『地域福祉計画と地域福祉実践』万葉舎, 2001, pp.24-27.

(4) 前掲書（3）, pp.72-74.

(5) 園田恭一『地域福祉とコミュニティ』有信堂高文社, 1999, p.45.

(6) 沢田清方『住民と地域福祉活動』福祉 books13, ミネルヴァ書房, 1998, p.25.

(7) この定義は, 財団法人日本障害者リハビリテーション協会の障害保健福祉研究情報システムの「重要な用語の解説」による.

(8) 厚生労働省編『平成 20 年版厚生労働白書 生涯を通じた自立と支え合い―暮らしの基盤と社会保障を考える』2008, p.253.

参考文献

● 牧里毎治・野口定久・河合克義編『地域福祉』これからの社会福祉 6, 有斐閣, 1995.
● 内閣府編『少子化社会対策白書 令和元年版』2019.
● 内閣府編『高齢社会白書 令和元年版』2019.
● 厚生労働省編『平成 30 年版 厚生労働白書』2019.
● 牧里毎治・野口定久編『協働と参加の地域福祉計画―福祉コミュニティの形成に向けて』ミネルヴァ書房, 2007.

理解を深めるための参考文献

● 井岡勉監修／牧里毎治・山本隆編『住民主体の地域福祉論―理論と実践』法律文化社, 2008.
福祉計画において重要な住民主体という視点から、地域福祉の歴史的経過と現状を踏まえて、その全体像と課題を提示している。わが国の福祉計画の在り方を理解するために適している。
● 日本地域福祉研究所監修／大橋謙策・原田正樹編『地域福祉計画と地域福祉実践』万葉舎, 2001.
地域福祉計画について背景や経緯、その内容などについてまとめている。

ジェネリックポイント

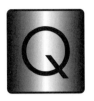

福祉計画が策定されることで、社会福祉の政策や現状に
どのような変化があるのでしょうか？

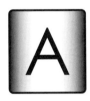

福祉計画は、社会福祉の目標やそれを達成するための方
策を、長い目で、しかも総合的に検討し、明らかにする
ものです。したがって、高齢者、障害者、児童・子ども
と、とかくバラバラに取り組まれていた社会福祉の政策
や施策を連携させ、より効率的に実施することが目指されています。また、
高齢者や障害者などの当事者や地域の住民、福祉行政を現場で担う市町村
などが、計画の策定で重要な役割を果たすことで、政策や施策がより効果
的となります。そのためには、福祉計画の趣旨をよく理解して、行政と住
民が協働して策定を行い、また財源の地方への移譲など、行政の構造改革
も重要となります。

福祉計画には、行財政計画としてどのような特徴があり
ますか？

福祉計画の特徴は、まず総合的な視点から社会福祉を捉
えていることです。これは、高齢者や障害者という分野
ごとの「縦割り」で考えられてきた、従来の社会福祉の
政策や行政を転換しようというものです。また、策定に
あたり地方自治体が主体になっていることも大きな特徴です。さらに他分
野の計画策定の場合では、国、都道府県、市町村というトップダウンの流
れで進むことが一般的ですが、福祉計画では、市町村の役割が重視されて
います。また、計画策定にあたっての住民の参加が重視されていることも
特徴です。しかし、財源については依然として国の予算に依拠しており、
今後は、国から地方への財源の移譲や地方自治体による新しい独自の財源
の確保などが課題となっています。

コラム　　**自分たちの福祉は自分たちで創ろう**

　「福祉のお世話になる」という言葉がある。福祉は長く行政がやる
もので、住民はそのお世話になると考えられてきた。福祉という言葉
にどこかあきらめにも似たイメージがつきまとうのも、誰かに頼った
り、迷惑をかけてしまうと考えられてきたからだ。M市では、20年
以上も前から、地域の女性たちが「老後を支え合う会」を結成し、1
時間400円での有償の支え合い活動を行ってきた。高齢化する地域に
おいて、お互いさまの心で、自分たちで支え合い、自立していこうと
いう活動である。このような活動が市を動かし、市全体に「福祉ひろ
ば」という福祉拠点が配置され、地域住民による主体的な地域福祉づ
くりが取り組まれている。福祉計画では、住民参加が重視されてい
る。自分たちの福祉や地域を住民自らが考えていくことがこれからの
福祉社会にとって重要である。そのためには、行政に任せておけばと
いう考えを改め、福祉計画の策定やその実践に地域の人びとが積極的
に参加して、自分たちの福祉を自分たちで創ることが大切だ。

第9章 福祉計画の主体

1

社会福祉法の基本理念の1つである
「地域福祉の推進」を叶えるため、
地域福祉計画の策定が求められるようになったが、
その主体は誰が担うものかを理解する。

2

地域福祉計画を策定する上で
組織する必要のある委員会や、踏むべき手順について理解する。

3

地域福祉計画以外にも、
地域福祉活動計画や地域福祉支援計画の主体は
どこに置かれているのかを理解する。

1. 地域福祉計画の主体

地域福祉計画　　　　　　社会福祉における地域福祉計画は「地域福祉を実現するために策定される社会計画（social planning）」⁽¹⁾とされ、その意味合いは時代背景に応じて変化してきた。

主体　　　　　　　　　　他方、主体とは、「諸性質、状態、作用などを支えるもの、またはその保持者」⁽²⁾、あるいは集団や組織構成の中心となるものとされる。これらを考えあわせると、地域福祉の主体とは、「地域福祉を実現するために策定される社会計画を支え保持する者」ということになるだろう。本章では、地域福祉計画を中心に、地域福祉活動計画、地域福祉支援計画の主体について解説する。

［1］地域福祉を支えてきた主体

2000（平成12）年4月の介護保険制度導入により、市町村が経営主体となる高齢者福祉政策がスタート、これを嚆矢として、わが国の福祉施策措置から契約　　　　　は「措置」から「契約」型へと転換した。

無償ボランティア　　　　他方、すでに行政のみではカバーしきれなくなっていた高齢者への在宅福祉サービスの一翼は、高齢者が住む地域住民自身による無償ボランティ有償ボランティア　　　　ア、有償ボランティアが担っていたのだが、住民参加型在宅福祉活動と呼住民参加型在宅福祉活動　ばれるこれらの活動の増加とそのさらなる振興を目的とした特定非営利活特定非営利活動促進法　　動促進法が1998（平成10）年に制定されている。いわゆるNPO法人のNPO法人　　　　　　　活動分野は「保健、医療又は福祉」「まちづくり」「人権擁護」「地域安全」「災害援助」「子どもの健全育成」など20種類に限定されているものの、その内容はいずれも私たちの地域生活と密接に関係しているものばかりである。

　各種のNPO法人に加え、地域ボランティア団体などは独自の政策に基政策主体　　　　　　　　づいて地域福祉を支えてきたと言っても過言ではない。さらにこれらは地福祉政策を計画、策定、　　域福祉を担う新たな政策・経営・実践主体としても期待されている。また、実施する主体。　　　　　　住民に身近な生活圏域の生活困窮、障害、認知症等による問題行動などさ経営主体　　　　　　　　まざまな課題を抱える住民に対して、他人事を「我が事」に変えてゆくよ社会福祉事業を経営（運　　うな体制づくりを支援するための「地域力強化推進事業」（2017〔平成営）する主体。　　　　　29〕年）による多機関、多職種のネットワーク化の推進と、この仕組みを実践主体　　　　　　　　加えた課題解決の試みがスタートしている。
福祉の対象者にサービスを行う主体。

［2］地域福祉計画

1998（平成10）年6月、中央社会福祉審議会社会福祉構造改革分科会は「社会福祉基礎構造改革について（中間まとめ）」を報告、社会福祉の理念は個人が人としての尊厳を持って、家庭や地域の中で障害の有無や年齢にかかわらず、その人らしい安心のある生活が送れるよう自立支援することにあると提言、これを受け、2000（平成12）年6月に社会福祉法が成立した。

社会福祉基礎構造改革について（中間まとめ）

社会福祉法

同法の基本理念の1つとして「地域福祉の推進」が掲げられ、地域住民や社会福祉事業を運営する者および社会福祉活動を行う者は、相互に協力し地域福祉を推進することが求められ、107条で「市町村地域福祉計画」の策定が求められることになった（努力規定）。「社会福祉法」の一部改正（2018〔平成30〕年）により「地域における高齢者の福祉、障害者の福祉、児童の福祉その他の福祉の各分野における共通的な事項」を記載する。いわゆる「上位計画」として位置づけられ、策定がこれまでの任意から努力義務となった。

社会福祉法107条

市町村地域福祉計画

努力規定

計画策定に際し、社会保障審議会福祉部会は2002（平成14）年1月に「市町村地域福祉計画及び都道府県地域福祉支援計画策定指針の在り方について（一人ひとりの地域住民への訴え）」とした報告書を作成、一連の手順を「地域福祉推進の背景と必要性」、「地域福祉推進の理念」、「地域福祉推進の基本目標」、「市町村地域福祉計画」、「都道府県地域福祉支援計

社会保障審議会福祉部会

市町村地域福祉計画及び都道府県地域福祉支援計画策定指針の在り方について（一人ひとりの地域住民への訴え）

表9-1　地域福祉計画策定手順（策定委員会と住民等との協働関係）

第1段階

	課題	市町村レベル	小地域レベル	
		策定委員会の役割	地域福祉推進役の役割	地域福祉推進役による住民等に対する直接的働きかけ
地域福祉計画策定委員会	住民等自身による課題の把握　準備段階	・地域福祉計画策定の趣旨の確認と合意 ・地域福祉推進役の育成	・小地域における地域福祉推進役の選定 ・地域福祉計画策定の広報	・地域福祉計画策定の意義と共有	・地域福祉計画策定の意義の住民に対する周知
		・地域の特性と生活課題の大要を把握するための地域社会の各種データの収集と分析 ・地域のサービス関係機関・団体等の活動状況を把握	・行政や社協が保有する生活課題とサービスについての情報の策定委員会への提示 ・地域福祉推進役の会議・研修	・生活課題とサービスの分析結果のわかりやすい解説による、解決活動を起こすための必要性の理解の促し ・地域福祉推進の主体は皆、同格のパートナーであることの確認 ・各々の立場から、各々どのようなことができるのかの話し合いと合意	

			市町村レベル	小地域レベル	
		課題	策定委員会の役割	地域福祉推進役の役割	地域福祉推進役による住民等に対する直接的働きかけ
地域福祉計画策定委員会	住民等自身による課題の把握	手順1 ・地域住民の自主的協働活動を必要とする生活課題の存在を確かめ、その実態を把握するための各種調査活動の実施	・調査活動の企画（目的・実施方法の検討・決定） ・地域住民自身による生活課題発見のため、地域住民が調査に参加する方策の検討 ・調査結果の取りまとめ・分析	・調査活動の目的と方法を理解 ・調査結果の策定委員会への報告 ・小地域における人づくり	・住民等による交流会・小地域座談会などへの参加や調査活動への参加・協力を求めることにより、住民等の意識の変革を図り、将来の活動に向けての動機づけを実施 ・こうした活動により、その地域における生活上の課題を自ら発見するよう支援
		手順2 ・住民等に、調査の結果明らかになった地域における生活課題を周知し、解決活動への動機づけを行うための広報 ・教育活動の実施	・効果的な広報・教育活動の実施方法の検討	・小地域における効果的な諸広報・教育活動の企画	・文書・集会・視聴覚・その他による各種広報・教育活動の実施
	地域福祉計画策定	手順3 ・前の段階で明らかにされ、住民が解決したいと考えるようになった生活課題の中から、計画に位置付ける解決活動の課題を決定するよう援助	・計画に位置付ける生活課題の検討	・右欄の各種活動の結果を報告し、課題に位置付ける解決活動の課題を策定委員会に報告	・各種の会合で、地域社会の生活課題について検討するよう働きかけ、また援助し、意見をまとめる
		手順4 ・取り上げられた課題に関係を持つ人達を選び出し、活動に組み入れ	・課題別に候補の団体機関・個人を選び出し、また必要な下部組織や、計画と活動のための体制案の作成	・地域福祉推進役のメンバーができるだけ役割分担して、計画策定に参加するように働きかける	・候補に上った団体・機関・個人への公式、非公式の働きかけ ・計画と活動のための活動体制・組織作りを援助
		手順5 ・地域福祉計画の目標の決定	・「何を実現しようとするのか」を決定	・住民等が目的解決のためにそれぞれ何をどのように行うかを働きかける	・話し合いを重ね、目的の共有を目指す ・各種の問題別の組織や機構の会合が定期的にしかも能率的に開かれるよう事務的な処理を進める ・討議に必要な資料を提供して、また専門家を招く
		手順6 ・地域福祉計画の策定 ・地域福祉計画評価方法の決定	・実際に何を、どこが（誰が）、いつまでに、どのようにやるかを決める ・計画評価方法の検討		・上記に加えて、予想される計画策定上の障害や問題点を指摘しつつ、任務分担、時期、その他について討議を行い、解決活動を起こすよう援助 ・評価方法の周知

			課題	市町村レベル	小地域レベル	
				策定委員会の役割	地域福祉推進役の役割	地域福祉推進役による住民等に対する直接的働きかけ
地域福祉計画評価委員会	計画の実施	手順7	・地域福祉計画の実施	・計画実施状況の点検 ・計画の円滑な実施のための方策の検討及び実施	・右欄の結果を委員会に報告し、必要に応じ、決定あるいは指示を受ける	・計画実施上の問題を解決するための具体的な援助の実施 ・参加団体、機関、個人の協力を維持するよう援助の実施 ・地域社会に対する活動の意欲を維持、発展させるために実際に行われている活動や残された生活課題について発信・広報、啓発活動の実施
	評価・見直し提言	手順8	・地域社会の協力活動の体制がどのくらい高まったか、福祉水準がどのくらい高まったかを評価、必要な見直しを提言	・必要に応じ、効果測定のための調査を行い、評価の結果を地域社会に知らせ、次の活動への動機づけの一助とする	・右欄の調査結果及び全般的な状況について検討がなされ、適切な評価が行われるように援助	・評価のための調査活動への参加・協力を求める

出典）社会保障審議会福祉部会「市町村地域福祉計画及び都道府県地域福祉支援計画策定指針の在り方について（一人ひとりの地域住民への訴え）」別紙2, 2002.

画」として示し、さらに別紙2においてその詳細を、①課題の把握、②地域福祉計画策定、（地域福祉計画の策定方法）③計画の実施、④評価・見直し提言に分けて示している（**表9-1**）。

地域福祉計画の策定方法
➡ p.149 ジェネリックポイント参照。

[3] 計画策定の主体

　「市町村地域福祉計画及び都道府県地域福祉支援計画策定指針の在り方について（一人ひとりの地域住民への訴え）」（以下、報告書）ではまず、地域住民に近い行政主体である市町村が果たす役割として、①地域福祉推進の主体である住民等の参加を得ること、②地域の要支援者の生活上の解決すべき課題を発見すること、③それに対応する必要なサービスの内容や量、さらにその現状を明らかにすること、④その上でサービスを確保し提供する体制を計画的に整備することを求め、さらに⑤これらを総合的かつ計画的に整備することとしている。

　次に、地域住民、学識経験者、福祉・保健・医療機関関係者、民生委員、児童委員、市町村職員などの代表が参加する、たとえば地域福祉課といった名称を冠した部局を設置するよう求めている。部局は、庁内の老人保健福祉計画、障害者計画、児童育成計画など、既存の福祉計画と整合性を保

市町村地域福祉計画及び都道府県地域福祉支援計画策定指針の在り方について（一人ひとりの地域住民への訴え）

地域福祉推進主体

要支援者

老人保健福祉計画
現、老人福祉計画。

障害者計画

児童育成計画

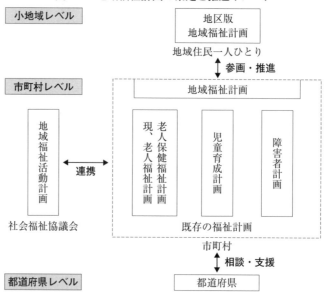

図 9-1　地域福祉計画の策定と推進イメージ

ちつつ、さらに福祉・保健・医療および生活関連分野との連携を確保する。つまり、地域福祉計画には、2000（平成12）年4月の地方分権一括法に伴う地方分権の流れに加え、複合化・複雑化した地域課題に対応するために「多機関の協働による包括的支援体制構築事業」（2016〔平成28〕年）による多職種・多機関の総合的コーディネートとネットワーク化が推進されている（**図 9-1**）。

　部局はまた、地域福祉計画の事務局機能も担うことは言うまでもない。計画策定主体のメンバー構成や人数は、地域事情により異なるだろう。報告書では、地域事情をよく知る住民や団体の関係者を委員とすることを求めている。

　報告書ではまた、その地域における地域福祉の推進は、住民などの自主的な努力であるとしながらも、「その自主性の発揮を側面からさまざまに援助する役割が必要となる。このためには、たとえば、市町村が住民等に一斉に広報するようなことに加えて、小地域ごとに住民等間の地域福祉の推進に向けて中心的な役割を担う者（以下、地域福祉推進役という）を見出し、住民等に対して、この地域福祉活動への参加を促すことが重要である」とし、このための仕組みづくりも市町村に求めている。

　地域福祉推進役に求められるのは、単に意見を述べるだけ、関係団体の代表者である、あるいは形式的に策定会議等に参加すればよいというスタンスではない。自らが地域福祉の担い手であるとの認識をもち、地域における生活課題を主体的に発見し、他人事を「我が事」に変えてゆくような

地方分権一括法

小地域

地域福祉推進役

働きかけが期待されている。

［4］計画推進の主体

　社会福祉法では、地域住民や社会福祉事業を運営する者および社会福祉活動を行う者は、相互に協力し地域福祉を推進することとしている。地域福祉推進の担い手として、報告書は、

- 地域住民
- 要支援者の団体
- 自治会・町内会、地縁型組織など
- 一般企業、商店街など
- 民生委員・児童委員、福祉委員など
- ボランティア、ボランティア団体
- 特定非営利活動法人（NPO 法人）、住民参加型在宅サービス団体など
- 農業協同組合、消費生活協同組合など
- 社会福祉法人、地区（校区）社会福祉協議会など
- 社会福祉従事者（民間事業者を含む）
- 福祉関連民間事業者（シルバーサービス事業者など）
- その他の諸団体

を例示している。

　さらに報告書では、「地域住民すべてにとっての社会福祉として」「地域住民すべてで支える社会福祉」「地域住民の理解と協力、参加と行動」を言及し、地域福祉を推進する地域住民一人ひとりが推進主体となり、さらに福祉のみならず保健医療など生活関連分野の各種サービスとの連携と総合化が求められている。

　また、報告書では「地域福祉圏域及び福祉区の設定」として、地域福祉の推進に際して、地域内における人口・地理的条件・交通事情といった生活実態の相違や、地域内において一定の福祉サービスや公共施設が整備されている区域を「福祉区」として、地域の実情に即した住民参加を図ることを求めている。

　福祉区とは、地域住民の生活に密着し、一定の福祉サービスや公共施設が整備されている区域を指し、さらに「地域福祉圏域」とは、他の法定計画との整合性の確保などに鑑み、必要に応じて設定する区域としている。

　しかし実際には、これらを明確に区分けすることは容易ではなく、たとえば隣接する市町村などと圏域が重なる場合もあるだろう。このことから、地域の実情に応じた、総合的かつ柔軟な設定が望ましいと考えられる。

　東日本大震災以降、わが国を次々と襲う自然災害は、地域防災のあり方

地域福祉推進の担い手
➡ p.181
「E. 実行管理・評価方法の検討」参照。

生活関連分野

連携と総合化

福祉区

地域福祉圏域

を見直す契機となった。地震や火山噴火の予知、気象急変と降雨予想などには難しさがあり、防災から減災へという視点、市町村といった大きな単位で策定された防災計画に頼るだけではなく、より小さな地域特有の事情、たとえば天候、地形、交通、河川、居住形態などを勘案した地区防災計画の策定、住民への周知、これらを踏まえての訓練は重要である。

　他方、日常の、あるいは災害時の安否確認、緊急対応を目的とした高齢、疾病、障害のため日常生活に困難や不安のある独居者の把握そのものが、個人情報保護の壁に阻まれて十分に行われないという実情もある。

　災害への対処、生活に困難や不安のある者の把握、より複合化・複雑化する課題にどのように取り組むかなどは、地域福祉計画とその推進における喫緊の課題であろう。

2. その他福祉計画の主体

地域福祉活動計画

A. 地域福祉活動計画の主体

社会福祉協議会

地域福祉を推進する団体

　社会福祉法 109 ～ 111 条において、社会福祉協議会は「地域福祉を推進する団体」と新たに位置づけられ、役割が明確化された。これを受け、社会福祉協議会には、地域住民、公募委員、町内会などの自治会組織、福祉ボランティア団体、福祉施設、学識経験者、市町村の地域福祉計画担当者、社会福祉協議会職員による活動計画の策定委員会の設置が求められた。

[1] 計画策定の主体

　まず計画の策定にあたり、社会福祉協議会内に地域活動計画策定委員会あるいは策定プロジェクトチームといった名称を冠した策定部局を設置し、さらに部局からの付託事項の調査・研究を目的としたワーキングチームなどが組織され、市町村などと連携しつつ計画を策定していく必要がある。

付託事項
計画策定主体からの依頼事項。生活課題の調査、求められるサービス内容の研究、調査、答申などを行う。

ワーキングチーム

小地域

町内会

学区・校区

　また、小地域（町内会などの自治組織、あるいは学区・校区など）で策定されている「地区別地域福祉計画」で洗い出された生活上の課題（**表 9-2**）について、小地域の代表とワーキングチーム、さらには計画策定主体との意見の交換や調整を重ねながら計画策定作業を進めることで、社会福祉協議会に求められる役割を、より明確に打ち出すことができると思われる。

表 9-2　地域福祉計画・地域福祉活動計画策定に向けた地域課題把握のための
　　　　 ヒアリング調査の結果（調査期間：平成 27 年 8 月〜9 月）

調査対象	意見の例
65 歳以上の高齢者	介護保険を利用している。日中は来てくれる人もいるが、夜は一人になるためさびしい
	コミニュティバスはあるものの、巡回時間が生活パターンに合わず使いづらい
介護を行っている当事者	医療機関までの交通手段がなく、タクシーを使わざるを得ず高額出費となる
	介護者がケガや病気になった時が困る
障害児を抱える保護者	知的障害児を受け入れる施設は多いが、身体障害児を受け入れてくれる施設が少ない
	障害児を抱えながら、親の介護をしなくてはならないことが困る
	子どもの介護をすることで、働きに出られなくて経済的にも大変である

出典）松本市社会福祉協議会『第 3 期　松本地域福祉計画・地域福祉活動計画』を一部改変.

[2] 活動推進の主体

　言うまでもなく、地域福祉活動計画は地域福祉計画の一翼を担うものである。社会福祉協議会は 1951（昭和 26）年の社会福祉事業法による設置以降、地域に密着し、地域福祉推進策を展開、なかでもボランティア育成やボランティア・コーディネーター育成といった、ボランティア活動の振興に力を注いできた。地区別福祉計画はもとより、地域福祉計画との協働と連携により地域福祉活動は円滑に推進される必要がある。

　表 9-2 は、ワーキングチームが、計画策定委員会からの付託事項を福祉施設職員、地域で介護や障害児・者を抱える者、町会で行われているサロン参加者を対象とした福祉課題の聞き取り（ヒアリング）の結果の一部である。

　表中の意見には、その地域に住む住民の抱く日常の課題がそのまま表現されている。計画策定上、理念が先行し、実行が伴わないということは避けなければならない。地域住民にとって親しみのある日常的な表現は、住民の連携や協働促進に資するものと考えられる。

　また、同一地域における計画であることから、地域福祉計画と内容面で重なり合うことは十分考えられる。地域福祉活動計画の策定・推進にあたり社会福祉協議会には、市町村との連携・調整に努め、独自性を確保しつつ、地域に密着した福祉の推進が望まれる。

社会福祉事業法

ボランティア育成

ボランティア・コーディネーター

付託事項

ふれあいサロン事業
高齢者が気軽に集まり、日頃の心配ごとなどを気軽に話し、仲間づくりをする目的がある。

B. 地域福祉支援計画の主体

　社会福祉法は 108 条で、都道府県地域福祉支援計画を規定している。計画の基本姿勢として報告書は、福祉計画に基づいて地域福祉は推進されるべきであり、支援計画は、あくまで市町村の自主的な地域福祉計画の達成を支援するためのものだとしている。地域福祉において都道府県と市町村は、上意下達・垂直型の関係ではなく、並列的、相補的な関係にあることを明確にしたものだと考えられる。

　報告書はまた、支援計画の策定に際して地域住民、学識経験者、福祉・保健・医療関係者、都道府県職員などが参加する、たとえば「地域福祉支援計画策定委員会」のような策定組織を設置することが考えられるとし、また都道府県が管轄する市町村の策定する地域福祉計画との連携の重要性から、市町村の計画策定主体の代表者会議を開催するなどして、都道府県と市町村間の連携を図ることなども求めている。

注）
(1)　牧里毎治・野口定久・武川正吾・和気康太編『自治体の地域福祉戦略』学陽書房，2007，p.41.
(2)　栗田賢三・古在由重編『哲学小辞典』岩波書店，1979，p.108.

▌**理解を深めるための参考文献**
● 野口定久『ゼミナール地域福祉学―図解でわかる理論と実践』中央法規出版，2018.
　地域福祉が直面している課題を明らかに、具体的な活動目標設定のヒントが得られる。

ジェネリックポイント

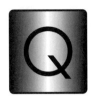

地域福祉計画を策定する際の住民参加の手法には、どのような形態があるのでしょうか。

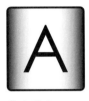

計画策定の段階や目的に応じて、

①アンケート

②ヒアリング（計画策定委員会が開催する聴聞会、公聴会など）

③座談会

④ワークショップ

⑤ボトムアップ（地域住民自らによる意見や要望の積みあげが最初にあり、それを受けて計画策定委員会でまとめあげる）

などがあります。

　実際には立地、人口、年齢構成、住民交流のありかたなど地域の実情に応じたもの、実施しやすいもの、効果が期待できるものを選択しますが、なかでもワークショップは参加する住民の相互交流、自発性促進、参画意識向上が期待され、住民参加の手法としてしばしば用いられています。

第10章 福祉計画の実際

1
地域福祉計画をはじめ、
高齢、障害、児童などの各領域における福祉計画、
ならびに医療その他の関連領域における
さまざまな行政計画が策定されていることを理解する。

2
それぞれの計画が、
何のために作られているか（策定趣旨）、
何を定めているか（策定内容）について理解するとともに、
策定主体（国、地方公共団体および一般事業主（民間企業）など）の
異なる計画の関係について理解する。

3
さまざまな領域の計画の相互関係
（一体性が求められるものや、
調和・整合性をもって策定することが求められるもの）について、
その意義を考察しつつ理解を深める。

1. 地域福祉計画

社会福祉法
昭和26年法律第45号。
社会福祉の通則法。社会
福祉事業法を2000年に
題名改正。

「地域福祉計画」は、社会福祉法107条および108条に規定される計画である。従来は任意策定であったが、2018（平成30）年4月から、策定が努力義務となった。また、「地域における高齢者の福祉、障害者の福祉、児童の福祉その他の福祉の各分野における共通的な事項」を記載する、いわゆる「上位計画」として位置づけられることとなった。

［1］市町村

市町村地域福祉計画
地域福祉の推進に関する
事項を一体的に定める計
画。

市町村は、「市町村地域福祉計画」を策定するよう努めるものとする（社会福祉法107条1項）。

①地域における高齢者の福祉、障害者の福祉、児童の福祉その他の福祉に関し、共通して取り組むべき事項

②地域における福祉サービスの適切な利用の推進に関する事項

③地域における社会福祉を目的とする事業の健全な発達に関する事項

④地域福祉に関する活動への住民の参加の促進に関する事項

⑤前条1項各号に掲げる事業を実施する場合には、その事業に関する事項

市町村は、市町村地域福祉計画を策定し、または変更しようとするときは、あらかじめ、地域住民等の意見を反映させるよう努めるとともに、その内容を公表するよう努めるものとする（2項）。また、定期的に、その策定した同計画について、調査、分析および評価を行うよう努めるとともに、必要があると認めるときは、同計画を変更するものとする（3項）。

策定状況は、814市区の90.9％、927町村の62.1％、全体の75.6％が策定済みである（2018年4月現在）。

［2］都道府県

都道府県地域福祉支援計
画
各市町村を通ずる広域的
な見地から、市町村の地
域福祉の支援に関する事
項を一体的に定める計
画。

都道府県は、市町村地域福祉計画の達成に資するために、「都道府県地域福祉支援計画」を策定するよう努めるものとする（108条1項）。

①地域における高齢者の福祉、障害者の福祉、児童の福祉その他の福祉に関し、共通して取り組むべき事項

②市町村の地域福祉の推進を支援するための基本的方針に関する事項

③社会福祉を目的とする事業に従事する者の確保または資質の向上に関する事項

④福祉サービスの適切な利用の推進および社会福祉を目的とする事業の健全な発達のための基盤整備に関する事項

⑤市町村による106条の3第1項各号に掲げる事業の実施の支援に関する事項

　都道府県は、都道府県地域福祉支援計画を策定し、または変更しようとするときは、あらかじめ、公聴会の開催等住民その他の者の意見を反映させるよう努めるとともに、その内容を公表するよう努めるものとする（2項）。また、定期的に、その策定した都道府県地域福祉支援計画について、調査、分析および評価を行うよう努めるとともに、必要があると認めるときは、当該都道府県地域福祉支援計画を変更するものとする（3項）。

　策定状況は、43都道府県で策定済み（策定率91.5%）である（2018年4月現在）。

都道府県地域福祉支援計画の策定状況
長野県・広島県・愛媛県・鹿児島県が未策定（策定予定）である。

2. 高齢者に関する福祉計画

　高齢者に関する福祉計画は、老人福祉法に規定される「老人福祉計画」、介護保険法に規定される「介護保険事業（支援）計画」の2種類である。なお、従来は老人保健福祉計画が策定されていたが、老人保健法の廃止に伴い老人保健計画も廃止され、現在では老人福祉計画のみ策定されている。

老人福祉法
昭和38年法律第133号。

老人保健法
昭和57年法律第80号。本法の制定により、老人医療の窓口負担が無料から一部負担に変わった。2006年に題名改正され、現行の「高齢者の医療の確保に関する法律」となった。

A. 老人福祉計画

[1] 市町村

　市町村は、市町村老人福祉計画を定めるものとされる（老人福祉法20条の8第1項）。同計画においては、当該市町村の区域において確保すべき老人福祉事業の量の目標を定めるものとする（2項）一方、老人福祉事業の量の確保のための方策について定めるよう努めるものとする（3項）。

　また、市町村は、2項の目標（老人居宅生活支援事業、老人デイサービスセンター、老人短期入所施設および特別養護老人ホームに係るものに限る）を定めるに当たっては、介護保険法117条2項1号に規定する介護給付等対象サービスの種類ごとの量の見込み並びに第1号訪問事業および第1号通所事業の量の見込みを勘案しなければならない（4項）。さらに市町村は、当該市町村の区域における身体上または精神上の障害があるために

市町村老人福祉計画
老人居宅生活支援事業および老人福祉施設による事業（＝「老人福祉事業」）の供給体制の確保に関する計画。

日常生活を営むのに支障がある老人の人数、その障害の状況、その養護の実態その他の事情を勘案して、市町村老人福祉計画を作成するよう努めるものとする（6項）。

その他の行政計画との関係では、市町村老人福祉計画は、市町村介護保険事業計画と一体のものとして作成されなければならない（7項）ほか、市町村地域福祉計画と調和が保たれたものでなければならない（8項）。

なお、市町村は、市町村老人福祉計画を定め、または変更しようとするときは、あらかじめ、都道府県の意見を聴かなければならない（9項）と定められているほか、市町村老人福祉計画を定め、または変更したときは、遅滞なく、これを都道府県知事に提出しなければならない（10項）。

［2］都道府県

都道府県老人福祉計画
市町村老人福祉計画の達成に資するため、各市町村を通ずる広域的な見地から、老人福祉事業の供給体制の確保に関する計画。

都道府県は、「都道府県老人福祉計画」を定めるものとされている（20条の9第1項）。

都道府県老人福祉計画においては、介護保険法118条2項の規定により当該都道府県が定める区域ごとの当該区域における養護老人ホームおよび特別養護老人ホームの必要入所定員総数その他老人福祉事業の量の目標を定めるものとされる（2項）が、以下の事項については、定めるよう努めるものとされている（3項）。

①老人福祉施設の整備および老人福祉施設相互間の連携のために講ずる措置に関する事項

②老人福祉事業に従事する者の確保または資質の向上のために講ずる措置に関する事項

また、他の行政計画との関係では、都道府県介護保険事業支援計画と一体のものとして作成されなければならない（5項）。また、都道府県地域福祉支援計画と調和が保たれたものでなければならない（6項）。

なお、都道府県は、都道府県老人福祉計画を定め、または変更したときは、遅滞なく、これを厚生労働大臣に提出しなければならない（7項）。

B. 介護保険事業（支援）計画

［1］国

介護保険法
平成9年法律第123号。

基本指針
介護保険事業に係る保険給付の円滑な実施を確保するための基本的な指針。

1997（平成9）年に成立した介護保険法において、厚生労働大臣は「基本指針」を定めるものとされている（介護保険法116条）。基本指針においては、①介護給付等対象サービスを提供する体制の確保および地域支援事業の実施に関する基本的事項、②市町村介護保険事業計画において介護

給付等対象サービスの種類ごとの量の見込みを定めるに当たって参酌すべき標準その他当該市町村介護保険事業計画および都道府県介護保険事業支援計画の作成に関する事項、③その他介護保険事業に係る保険給付の円滑な実施を確保するために必要な事項を定めるものとしている。

［2］市町村

　次に、市町村は、基本指針に即して、3年を一期とする「市町村介護保険事業計画」を定めるものとされている（117条1項）。同計画において定めるものとされている事項は、以下のとおりである（2項）。

①当該市町村が、その住民が日常生活を営んでいる地域として、地理的条件、人口、交通事情その他の社会的条件、介護給付等対象サービスを提供するための施設の整備の状況その他の条件を総合的に勘案して定める区域ごとの当該区域における各年度の認知症対応型共同生活介護、地域密着型特定施設入居者生活介護および地域密着型介護老人福祉施設入所者生活介護に係る必要利用定員総数その他の介護給付等対象サービスの種類ごとの量の見込み。

②各年度における地域支援事業の量の見込み。

③被保険者の地域における自立した日常生活の支援、要介護状態等となることの予防または要介護状態等の軽減もしくは悪化の防止および介護給付等に要する費用の適正化に関し、市町村が取り組むべき施策に関する事項。

④前号に掲げる事項の目標に関する事項。

　また、同計画において定めるよう努めるものとされている（努力義務）事項は、以下のとおりである（3項）。

①前項第1号の必要利用定員総数その他の介護給付等対象サービスの種類ごとの見込量の確保のための方策。

②各年度における地域支援事業に要する費用の額および地域支援事業の見込量の確保のための方策。

③介護給付等対象サービスの種類ごとの量、保険給付に要する費用の額、地域支援事業の量、地域支援事業に要する費用の額および保険料の水準に関する中長期的な推計。

④指定居宅サービスの事業、指定地域密着型サービスの事業または指定居宅介護支援の事業を行う者相互間の連携の確保に関する事業その他の介護給付等対象サービス（介護給付に係るものに限る）の円滑な提供を図るための事業に関する事項。

⑤指定介護予防サービスの事業、指定地域密着型介護予防サービスの事業

3年を一期
本章で挙げられているさまざまな領域の行政計画において、策定期間が条文で「3年」と定められているのは、介護保険法のみである。本法以外は、「策定年数の定めが無い」、「3年」、「5年」または「6年」のいずれかである。

市町村介護保険事業計画
当該市町村が行う介護保険事業に係る保険給付の円滑な実施に関する計画。

または指定介護予防支援の事業を行う者相互間の連携の確保に関する事業その他の介護給付等対象サービス（予防給付に係るものに限る）の円滑な提供および地域支援事業の円滑な実施を図るための事業に関する事項。

⑥認知症である被保険者の地域における自立した日常生活の支援に関する事項、居宅要介護被保険者および居宅要支援被保険者に係る医療その他の医療との連携に関する事項、高齢者の居住に係る施策との連携に関する事項その他の被保険者の地域における自立した日常生活の支援のため必要な事項。

市町村は、2項1号の規定により当該市町村が定める区域ごとにおける被保険者の心身の状況、その置かれている環境その他の事情を正確に把握するとともに、118条の2第1項の規定により公表された結果その他の介護保険事業の実施の状況に関する情報を分析した上で、当該事情および当該分析の結果を勘案して、市町村介護保険事業計画を作成するよう努めるものとされている（5項）ほか、同計画は、当該市町村の区域における要介護者等の人数、要介護者等の介護給付等対象サービスの利用に関する意向その他の事情を勘案して作成されなければならない（4項）。

他の行政計画との関係性については、市町村老人福祉計画と一体のものとして作成されなければならないとされている（6項）ほか、地域医療介護総合確保促進法に基づく市町村計画との整合性の確保を図ること（9項）、市町村地域福祉計画、市町村高齢者居住安定確保計画などとの調和を保つことが定められている（10項）。

その他、117条2項1・2号に係る事項を定め、または変更しようとするときはあらかじめ都道府県の意見を聴かなければならず（12項）、その他の部分について計画を定めまたは変更しようとするときは、あらかじめ被保険者の意見を反映させるために必要な措置を講じなければならない（11項）。そして、計画を定めまたは変更したときは、遅滞なく都道県知事に提出しなければならない（13項）。

［3］都道府県

都道府県介護保険事業支援計画
介護保険事業に係る保険給付の円滑な実施に関する計画。

都道府県は、基本指針に即して、3年を1期とする「都道府県介護保険事業支援計画」を定めるものとされている（118条1項）。同計画において定めるものとされている事項は、以下のとおりである（2項）。

①当該都道府県が定める区域ごとに当該区域における各年度の介護専用型特定施設入居者生活介護、地域密着型特定施設入居者生活介護および地域密着型介護老人福祉施設入所者生活介護に係る必要利用定員総数、介

護保険施設の種類ごとの必要入所定員総数その他の介護給付等対象サービスの量の見込み。

②都道府県内の市町村によるその被保険者の地域における自立した日常生活の支援、要介護状態等となることの予防または要介護状態等の軽減若しくは悪化の防止および介護給付等に要する費用の適正化に関する取組への支援に関し、都道府県が取り組むべき施策に関する事項。

③前号に掲げる事項の目標に関する事項。

　また、同計画において定めるよう努めるものとされている（努力義務）事項は、以下のとおりである（3項）。

①介護保険施設その他の介護給付等対象サービスを提供するための施設における生活環境の改善を図るための事業に関する事項

②介護サービス情報の公表に関する事項

③介護支援専門員その他の介護給付等対象サービスおよび地域支援事業に従事する者の確保または資質の向上に資する事業に関する事項

④介護保険施設相互間の連携の確保に関する事業その他の介護給付等対象サービスの円滑な提供を図るための事業に関する事項

⑤介護予防・日常生活支援総合事業および115条の45第2項各号に掲げる事業に関する市町村相互間の連絡調整を行う事業に関する事項

　他の行政計画との関係性については、都道府県老人福祉計画と一体のものとして作成されなければならない（6項）とされているほか、都道府県地域福祉支援計画、高齢者居住安定確保計画との調和が保たれたものでなければならない（10項）。さらに、地域医療介護総合確保促進法に規定する都道府県計画および医療計画との整合性の確保が図られたものでなければならない（9項）。

　都道府県は、都道府県介護保険事業支援計画を定め、または変更したときは、遅滞なく、これを厚生労働大臣に提出しなければならない（11項）。

介護サービス情報
介護保険法 135 条の 35 に基づき 2006 年度から導入された制度で、利用者が介護サービスや提供主体である事業所・施設を比較検討して適切に選ぶための情報を、都道府県がインターネットにより提供する仕組み。

3. 障害者および障害児に関する福祉計画

　「障害者および障害児に関する福祉計画」は、従来、障害者基本法に規定される障害者計画ならびに障害者総合支援法に規定される障害福祉計画であったが、2018（平成30）年4月より、児童福祉法を根拠とする障害児福祉計画が加わり、これらの内容および相互の関係性を理解することが

■■■■■■■ 求められるようになった。

A. 障害者計画

障害者基本法
昭和45年法律第84号

「障害者計画」は、障害者基本法11条に規定される計画である。

[1] 国

障害者基本計画
障害者の自立および社会
参加の支援等のための施
策の総合的かつ計画的な
推進を図るため、障害者
のための施策に関する基
本的な計画。

政府は、「障害者基本計画」を策定しなければならない（障害者基本法11条1項）。そして、内閣総理大臣は、関係行政機関の長に協議するとともに、障害者政策委員会の意見を聴いて、障害者基本計画の案を作成し、閣議の決定を求めなければならない（4項）。また、政府は、障害者基本計画を策定したときは、これを国会に報告するとともに、その要旨を公表しなければならない（7項）。

[2] 市町村

市町村は、障害者基本計画および都道府県障害者計画を基本とするとともに、「市町村障害者計画」を策定しなければならない（3項）。また、市

市町村障害者計画
当該市町村における障害
者の状況等を踏まえ、当
該市町村における障害者
のための施策に関する基
本的な計画。

町村障害者計画を策定するに当たり、36条4項の合議制の機関を設置している場合にはその意見を、その他の場合には障害者その他の関係者の意見を聴かなければならない（6項）。

[3] 都道府県

都道府県は、障害者基本計画を基本とするとともに、「都道府県障害者計画」を策定しなければならない（2項）。また、都道府県障害者計画を

都道府県障害者計画
当該都道府県における障
害者の状況等を踏まえ、
当該都道府県における障
害者のための施策に関す
る基本的な計画。

策定するに当たり、法36条1項の合議制の機関の意見を聴かなければならない（5項）。

なお、2項または3項の規定により都道府県障害者計画または市町村障害者計画が策定されたときは、都道府県知事または市町村長は、これを当該都道府県の議会または当該市町村の議会に報告するとともに、その要旨を公表しなければならない（8項）。

B. 障害福祉計画

障害者総合支援法
平成17年法律第123
号。平成24年の題名改
正で、障害者自立支援法
から現在の名称となっ
た。正式な題名は「障害
者の日常生活及び社会生
活を総合的に支援するた
めの法律」。

「障害福祉計画」は、障害者総合支援法87〜91条に規定される計画である。

［1］国

　厚生労働大臣は、障害福祉サービスおよび相談支援ならびに市町村およ
び都道府県の地域生活支援事業の提供体制を整備し、「基本指針」を定め
るものとする（障害者総合支援法87条1項）。基本指針において、定める
ものとされている事項は次のとおりである（2項）。

①障害福祉サービスおよび相談支援の提供体制の確保に関する基本的事項

②障害福祉サービス、相談支援ならびに市町村および都道府県の地域生活
　支援事業の提供体制の確保に係る目標に関する事項

③市町村障害福祉計画および都道府県障害福祉計画の作成に関する事項

④その他自立支援給付および地域生活支援事業の円滑な実施を確保するた
　めに必要な事項

　なお、基本指針は、障害児福祉計画における基本指針（児童福祉法33
条の19第1項）と一体のものとして作成することができる（3項）。

　また、厚生労働大臣は、基本指針の案を作成し、または基本指針を変更
しようとするときは、あらかじめ、障害者等およびその家族その他の関係
者の意見を反映させるために必要な措置を講ずるものとする（4項）ほか、
基本指針を定め、またはこれを変更したときは、遅滞なく、これを公表し
なければならない（6項）。

基本指針
自立支援給付および地域
生活支援事業の円滑な実
施を確保するための基本
的な指針。

［2］市町村

　市町村は、基本指針に即して、「市町村障害福祉計画」を定めるものと
する（88条1項）。同計画において、定めるものとされている事項は、次
のとおりである（2項）。

①障害福祉サービス、相談支援および地域生活支援事業の提供体制の確保
　に係る目標に関する事項

②各年度における指定障害福祉サービス、指定地域相談支援または指定計
　画相談支援の種類ごとの必要な量の見込み

③地域生活支援事業の種類ごとの実施に関する事項

　また、同計画において、定めるよう努めるものとするとされている事項
は、次のとおりである（3項）。

①指定障害福祉サービス、指定地域相談支援または指定計画相談支援の種
　類ごとの必要な見込量の確保のための方策

②指定障害福祉サービス、指定地域相談支援または指定計画相談支援およ
　び地域生活支援事業の提供体制の確保に係る医療機関、教育機関、公共
　職業安定所その他の職業リハビリテーションの措置を実施する機関その
　他の関係機関との連携に関する事項

市町村障害福祉計画
障害福祉サービスの提供
体制の確保その他この法
律に基づく業務の円滑な
実施に関する計画。

なお、市町村障害福祉計画は、当該市町村の区域における障害者等の数およびその障害の状況を勘案して作成されなければならない（4項）とされるほか、市町村に対し、当該市町村の区域における障害者等の心身の状況、その置かれている環境その他の事情を正確に把握した上で、これらの事情を勘案して、市町村障害福祉計画を作成するよう努めるものとしている（5項）。

他の計画との関係性では、市町村障害児福祉計画と一体のものとして作成することができる（6項）とされているほか、市町村障害者計画、市町村地域福祉計画などとの調和が保たれたものでなければならない（7項）。

計画の制定および変更をしようとする場合、市町村は、あらかじめ、住民の意見を反映させるために必要な措置を講ずるよう努めるものとする（8項）ほか、あらかじめ、都道府県の意見を聴かなければならない（11項）。また、市町村が障害者基本法36条4項の合議制の機関を設置するときは、あらかじめ、当該機関の意見を聴かなければならない（10項）。これに対して、本法89条の3第1項の協議会を設置したときは、あらかじめ、協議会の意見を聴くよう努めなければならない（9項）。

なお、市町村障害福祉計画を定め、または変更したときは、遅滞なく、これを都道府県知事に提出しなければならない（12項）。

［3］都道府県

都道府県は、基本指針に即して、市町村障害福祉計画の達成に資するため、各市町村を通ずる広域的な見地から、「都道府県障害福祉計画」を定めるものとする（89条1項）。同計画において定めるものとされている事項は、次のとおりである（2項）。

①障害福祉サービス、相談支援および地域生活支援事業の提供体制の確保に係る目標に関する事項

②当該都道府県が定める区域ごとに当該区域における各年度の指定障害福祉サービス、指定地域相談支援または指定計画相談支援の種類ごとの必要な量の見込み

③各年度の指定障害者支援施設の必要入所定員総数

④地域生活支援事業の種類ごとの実施に関する事項

また、同計画において定めるよう努めるものとされている事項は、次のとおりである。

①前項2号の区域ごとの指定障害福祉サービスまたは指定地域相談支援の種類ごとの必要な見込量の確保のための方策

②前項2号の区域ごとの指定障害福祉サービス、指定地域相談支援または

市町村障害児福祉計画と一体のもの
障害児福祉計画は、障害福祉計画と一体のものとして作成『することができる』とされている（市町村、都道府県とも）。これに対し、介護保険事業計画と老人福祉計画は、一体のものとして作成『されなければならない』とされている。

都道府県障害福祉計画
障害福祉サービスの提供体制の確保その他この法律に基づく業務の円滑な実施に関する計画。

[3] 都道府県

都道府県は、基本指針に即して、市町村障害児福祉計画の達成に資するため、各市町村を通ずる広域的な見地から、「都道府県障害児福祉計画」を定めるものとする（33条の22）。

同計画において定めるものとされている事項は、次のとおりである（2項）。

①障害児通所支援等の提供体制の確保に係る目標に関する事項

②当該都道府県が定める区域ごとの各年度の指定通所支援または指定障害児相談支援の種類ごとの必要な見込量

③各年度の指定障害児入所施設等の必要入所定員総数

また、同計画において定めるよう努めるものとされている事項は、次のとおりである（3項）。

①指定通所支援の種類ごとの必要な見込量の確保のための方策

②指定通所支援または指定障害児相談支援の質の向上のために講ずる措置に関する事項

③指定障害児入所施設等の障害児入所支援の質の向上のために講ずる措置に関する事項

④指定通所支援の提供体制の確保に係る医療機関、教育機関その他の関係機関との連携に関する事項

他の計画との関係性については、都道府県障害福祉計画と一体のものとして作成することができる（4項）とされているほか、都道府県障害者計画、都道府県地域福祉支援計画などとの調和が保たれたものでなければならないとされている（5項）。

また、都道府県は、障害児福祉計画を定め、または変更しようとするときは、あらかじめ、障害者基本法36条1項の合議制の機関の意見を聴かなければならない（7項）とされているほか、障害者総合支援法89条の3第1項に規定する協議会を設置したときは、あらかじめ、当該協議会の意見を聴くよう努めなければならないとされている（6項）。そして、障害児福祉計画を定め、または変更したときは、遅滞なく、これを厚生労働大臣に提出しなければならない（8項）。

都道府県障害児福祉計画
障害児通所支援等の提供体制の確保その他障害児通所支援等の円滑な実施に関する計画。

4. 児童に関する福祉計画

　「児童に関する福祉計画」は、子ども・子育て支援法に基づく子ども・子育て支援事業（支援）計画、次世代育成支援対策推進法に基づく行動計画のほか、児童福祉法に基づく市町村整備計画、教育基本法に基づく教育振興基本計画などがある。

A. 子ども・子育て支援事業計画

子ども・子育て支援法
平成 24 年法律第 65 号。

　「子ども・子育て支援事業計画」は、子ども・子育て支援法 60 ～ 64 条に規定される計画である。

[1] 国

基本指針
教育・保育および地域子ども・子育て支援事業の提供体制を整備し、子ども・子育て支援給付並びに地域子ども・子育て支援事業および仕事・子育て両立支援事業の円滑な実施の確保その他子ども・子育て支援のための施策を総合的に推進するための基本的な指針。

　内閣総理大臣は、「基本指針」を定めるものとする（子ども・子育て支援法 60 条 1 項）。

　基本指針において定めるものとされている事項は、次のとおりである（2 項）。

①子ども・子育て支援の意義並びに子どものための教育・保育給付に係る教育・保育を一体的に提供する体制その他の教育・保育を提供する体制の確保、子育てのための施設等利用給付の円滑な実施の確保並びに地域子ども・子育て支援事業および仕事・子育て両立支援事業の実施に関する基本的事項

②市町村子ども・子育て支援事業計画において教育・保育および地域子ども・子育て支援事業の量の見込みを定めるに当たって参酌すべき標準その他当該市町村子ども・子育て支援事業計画および都道府県子ども・子育て支援事業支援計画の作成に関する事項

③児童福祉法その他の関係法律による専門的な知識および技術を必要とする児童の福祉増進のための施策との連携に関する事項

④労働者の職業生活と家庭生活との両立が図られるようにするために必要な雇用環境の整備に関する施策との連携に関する事項

⑤子ども・子育て支援給付並びに地域子ども・子育て支援事業および仕事・子育て両立支援事業の円滑な実施の確保その他子ども・子育て支援のための施策の総合的な推進のために必要な事項

なお、内閣総理大臣は、基本指針を定め、または変更しようとするときは、あらかじめ、文部科学大臣、厚生労働大臣その他の関係行政機関の長に協議するとともに、子ども・子育て会議の意見を聴かなければならず（3項）、さらに基本指針を定め、またはこれを変更したときは、遅滞なく、これを公表しなければならないとされている（4項）。

［2］ 市町村

市町村は、基本指針に即して、5年を一期とする「市町村子ども・子育て支援事業計画」を定めるものとする（61条1項）。

同計画において定めるものとされている事項は、次のとおりである（2項）。

①市町村が、教育・保育提供区域ごとの各年度の特定教育・保育施設に係る必要利用定員総数、特定地域型保育事業所に係る必要利用定員総数その他の教育・保育の量の見込みならびに実施しようとする教育・保育の提供体制の確保の内容およびその実施時期

②教育・保育提供区域ごとの各年度の地域子ども・子育て支援事業の量の見込みならびに実施しようとする地域子ども・子育て支援事業の提供体制の確保の内容およびその実施時期

③子どものための教育・保育給付に係る教育・保育の一体的提供および当該教育・保育の推進に関する体制の確保の内容

④子育てのための施設等利用給付の円滑な実施の確保の内容

また、同計画において定めるよう努めるものとされている事項は、次のとおりである（3項）。

①産後の休業および育児休業後における特定教育・保育施設等の円滑な利用の確保に関する事項

②保護を要する子どもの養育環境の整備、児童福祉法に規定する障害児に対して行われる保護並びに日常生活上の指導および知識技能の付与その他の子どもに関する専門的な知識および技術を要する支援に関する都道府県が行う施策との連携に関する事項

③労働者の職業生活と家庭生活との両立が図られるようにするために必要な雇用環境の整備に関する施策との連携に関する事項

子ども・子育て支援事業計画は、教育・保育提供区域における子どもの数、子どもの保護者の特定教育・保育施設等および地域子ども・子育て支援事業の利用に関する意向その他の事情を勘案して作成されなければならない（4項）ほか、市町村は、教育・保育提供区域における子どもおよびその保護者の置かれている環境その他の事情を正確に把握した上で、これ

5年を一期
子ども・子育て支援事業（支援）計画および次世代育成支援対策推進法に基づく市町村・都道府県行動計画の策定期間は、5年一期と定められている。なお、医療計画および医療費適正化計画の策定期間が6年一期となったことから、5年一期の策定とされているものは、上記2法のみである。

市町村子ども・子育て支援事業計画
教育・保育および地域子ども・子育て支援事業の提供体制の確保その他この法律に基づく業務の円滑な実施に関する計画。

らの事情を勘案して、同計画を作成するよう努めるものとされている（5項）。

　他の計画との関係では、市町村地域福祉計画、市町村教育振興基本計画などと調和が保たれたものでなければならない（6項）。

　なお、市町村は、同計画を定め、または変更しようとするときは、あらかじめ、審議会その他の合議制の機関を設置している場合にあってはその意見を、その他の場合にあっては子どもの保護者その他子ども・子育て支援に係る当事者の意見を聴かなければならず（7項）、また、あらかじめ、インターネットの利用その他の内閣府令で定める方法により広く住民の意見を求めることその他の住民の意見を反映させるために必要な措置を講ずるよう努めるものとされている（8項）。さらに市町村は、同計画を定め、または変更しようとするときは、あらかじめ、都道府県に協議しなければならない（9項）ほか、同計画を定め、または変更したときは、遅滞なく、これを都道府県知事に提出しなければならない（10項）。

［3］都道府県

都道府県子ども・子育て支援事業支援計画
教育・保育および地域子ども・子育て支援事業の提供体制の確保その他この法律に基づく業務の円滑な実施に関する計画。

　都道府県は、基本指針に即して、5年を一期とする「都道府県子ども・子育て支援事業支援計画」を定めるものとする（62条1項）。

　同計画において定めるものとされている事項は、次のとおりである（2項）。

①都道府県が当該都道府県内の市町村が定める教育・保育提供区域を勘案して定める区域ごとの当該区域における各年度の特定教育・保育施設に係る必要利用定員総数その他の教育・保育の量の見込みならびに実施しようとする教育・保育の提供体制の確保の内容およびその実施時期

②子どものための教育・保育給付に係る教育・保育の一体的提供および当該教育・保育の推進に関する体制の確保の内容

③子育てのための施設等利用給付の円滑な実施の確保を図るために必要な市町村との連携に関する事項

④特定教育・保育および特定地域型保育を行う者ならびに地域子ども・子育て支援事業に従事する者の確保および資質の向上のために講ずる措置に関する事項

⑤保護を要する子どもの養育環境の整備、児童福祉法に規定する障害児に対して行われる保護並びに日常生活上の指導および知識技能の付与その他の子どもに関する専門的な知識および技術を要する支援に関する施策の実施に関する事項

⑥前号の施策の円滑な実施を図るために必要な市町村との連携に関する事

項

　また、同計画において定めるよう努めるものとされている事項は、次のとおりである（3項）。

①市町村の区域を超えた広域的な見地から行う調整に関する事項

②教育・保育情報の公表に関する事項

③労働者の職業生活と家庭生活との両立が図られるようにするために必要な雇用環境の整備に関する施策との連携に関する事項

　他の計画との関係については、都道府県地域福祉支援計画、教育振興基本計画などと調和が保たれたものでなければならないとされている（4項）。

　また、都道府県は、同計画を定め、または変更しようとするときは、あらかじめ、審議会その他の合議制の機関を設置している場合にあってはその意見を、その他の場合にあっては子どもの保護者その他子ども・子育て支援に係る当事者の意見を聴かなければならないとされ（5項）、さらに、同計画を定め、または変更したときは、遅滞なく、これを内閣総理大臣に提出しなければならないと定められている（6項）。

B. 行動計画（次世代育成支援対策推進法）

　本計画は、次世代育成支援対策推進法7〜20条に規定される計画である。国や地方公共団体だけではなく、一般事業主（いわゆる民間企業）に対して計画の策定を求めている点が特徴的である。

［1］国

　主務大臣は、次世代育成支援対策の総合的かつ効果的な推進を図るため、基本理念にのっとり、「行動計画策定指針」を定めなければならない（次世代育成支援対策推進法7条1項）。

　行動計画策定指針において定めるものとされている事項は、次のとおりである（2項）。

①次世代育成支援対策の実施に関する基本的な事項

②次世代育成支援対策の内容に関する事項

③その他次世代育成支援対策の実施に関する重要事項

　主務大臣は、同指針を定め、またはこれを変更しようとするときは、あらかじめ、子ども・子育て会議の意見を聴くとともに、市町村行動計画および都道府県行動計画に係る部分について総務大臣に協議しなければならず（4項）、そして行動計画策定指針を定め、またはこれを変更したときは、遅滞なく、これを公表しなければならない（5項）。

次世代育成支援対策推進法
平成15年法律第120号。当初、（法第2章施行の2005年から）10年間の時限立法であったが、法改正により更に10年間延長されたため、現行法は2025年度限りで失効することになっている。

行動計画策定指針
市町村行動計画および都道府県行動計画、ならびに一般事業主行動計画および特定事業主行動計画（「市町村行動計画等」）の策定に関する指針。

［2］ 市町村

　市町村は、行動計画策定指針に即して、5年ごとに、5年を一期として、「市町村行動計画」を策定することができる（8条1項）。任意策定である。

　市町村行動計画において定めるものとされている事項は、次のとおりである（2項）。

①次世代育成支援対策の実施により達成しようとする目標
②実施しようとする次世代育成支援対策の内容およびその実施時期

　市町村は、市町村行動計画を策定し、または変更しようとするときは、あらかじめ、住民の意見を反映させるために必要な措置を講ずるものとするほか（3項）、事業主、労働者その他の関係者の意見を反映させるために必要な措置を講ずるよう努めなければならないとされている（4項）。

　また、市町村は、同計画を策定し、または変更したときは、遅滞なく、これを公表するよう努めるとともに、都道府県に提出しなければならない（5項）と同時に、おおむね1年に1回、市町村行動計画に基づく措置の実施の状況を公表するよう努めるものとされている（6項）。

［3］ 都道府県

　都道府県は、行動計画策定指針に即して、5年ごとに、5年を一期として、「都道府県行動計画」を策定することができる（9条1項）。策定は任意である。

　都道府県行動計画において定めるものとされている事項は、次のとおりである（2項）。

①次世代育成支援対策の実施により達成しようとする目標
②実施しようとする次世代育成支援対策の内容およびその実施時期
③次世代育成支援対策を実施する市町村を支援するための措置の内容およびその実施時期

　都道府県は、都道府県行動計画を策定し、または変更しようとするときは、あらかじめ、住民の意見を反映させるために必要な措置を講ずるものとする（3項）ほか、事業主、労働者その他の関係者の意見を反映させるために必要な措置を講ずるよう努めなければならないとされている（4項）。

　また、都道府県は、同計画を策定し、または変更したときは、遅滞なく、これを公表するよう努めるとともに、主務大臣に提出しなければならない（5項）と同時に、おおむね1年に1回、同計画に基づく措置の実施の状況を公表するよう努めるものとされている（6項）。

市町村行動計画
地域における子育ての支援、母性ならびに乳児および幼児の健康の確保および増進、子どもの心身の健やかな成長に資する教育環境の整備、子どもを育成する家庭に適した良質な住宅および良好な居住環境の確保、職業生活と家庭生活との両立の推進その他の次世代育成支援対策の実施に関する計画。

任意策定
法制定時は、策定義務が課されていた（「…策定するものとする。」）が、後発の子ども・子育て支援法の制定により、任意策定（「…策定することができる。」）となった。

都道府県行動計画
地域における子育ての支援、保護を要する子どもの養育環境の整備、母性ならびに乳児および幼児の健康の確保および増進、子どもの心身の健やかな成長に資する教育環境の整備、子どもを育成する家庭に適した良質な住宅および良好な居住環境の確保、職業生活と家庭生活との両立の推進その他の次世代育成支援対策の実施に関する計画。

［4］　一般事業主

（1）　従業員 101 人以上の場合

　一般事業主（国および地方公共団体以外の事業主）であって常時雇用する労働者の数が 100 人を超えるものは、行動計画策定指針に即して、「一般事業主行動計画」を策定し、厚生労働大臣にその旨を届け出なければならない（12 条 1 項）。

　一般事業主行動計画において定めるものとされている事項は、次のとおりである（2 項）。

①計画期間

②次世代育成支援対策の実施により達成しようとする目標

③実施しようとする次世代育成支援対策の内容およびその実施時期

　同計画を策定し、または変更したときは、これを公表しなければならない（3 項）ほか、これを労働者に周知させるための措置を講じなければならない（12 条の 2 第 1 項）。

（2）　従業員 100 人以下の場合

　一般事業主（国および地方公共団体以外の事業主）であって常時雇用する労働者の数が 100 人以下のものは、行動計画策定指針に即して、「一般事業主行動計画」を策定し、厚生労働大臣にその旨を届け出るよう努めなければならない（4 項）。

　同計画を策定し、または変更したときは、これを公表するよう努めなければならない（5 項）ほか、これを労働者に周知させるための措置を講ずるよう努めなければならない（12 条の 2 第 2 項）。

　なお、（1）および（2）の事業主ともに、厚生労働大臣から、雇用環境の整備に関し、行動計画策定指針に照らし適切な一般事業主行動計画を策定したこと、当該一般事業主行動計画を実施し、当該一般事業主行動計画に定めた目標を達成したことその他の厚生労働省令で定める基準に適合するものである旨の認定を受けた場合には、商品や役務、その広告等に厚生労働大臣の定める表示を付することができる（13・14 条）。いわゆる "くるみんマーク" である。

［5］　特定事業主

　特定事業主（国および地方公共団体の機関、それらの長またはそれらの職員で政令で定めるもの）は、行動計画策定指針に即して、特定事業主行動計画を策定するものとする（19 条 1 項）。

　同計画において定めるものとされている事項は、次のとおりである（2 項）。

くるみんマーク
次世代育成支援対策推進法に定める一定の基準を満たし、申請により、「子育てサポート企業」として厚生労働大臣の認定（くるみん認定）を受けた企業の証である。さらに高い基準を維持する企業に対するプラチナくるみん認定もある。認定企業に対しては、公共調達における加点評価などの優遇措置がある。2020 年 2 月現在、くるみん認定を受けた企業は全国で 3,259 社、プラチナくるみん認定を受けた企業は 350 社にのぼる。

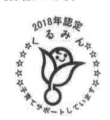

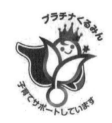

特定事業主
国の機関の具体例としては、各省庁・最高裁判所・内閣法制局・両議院事務局・人事院・会計検査院・個人情報保護委員会などがある。都道府県では、知事・議会議長・選挙管理委員会・人事委員会などがあり、市町村も同様に、市町村長・議会議長・選挙管理委員会・教育委員会などがある。

①計画期間

②次世代育成支援対策の実施により達成しようとする目標

③実施しようとする次世代育成支援対策の内容およびその実施時期

　特定事業主は、特定事業主行動計画を策定し、または変更したときは、遅滞なく、これを公表しなければならず（3項）、同時に、これを職員に周知させるための措置を講じなければならない（4項）。また、毎年少なくとも1回、同行動計画に基づく措置の実施の状況を公表しなければならないとされている（5項）。

5. その他の関連領域における行政計画

A. 医療計画

医療法
昭和23年法律第205号。

基本方針
良質かつ適切な医療を効率的に提供する体制（「医療提供体制」）の確保を図るための基本的な方針。

医療計画
当該都道府県における医療提供体制の確保を図るための計画。

　「医療計画」は、医療法30条の3〜12に規定される計画である。

　厚生労働大臣は、地域医療介護総合確保促進法に規定する総合確保方針に即して、「基本方針」を定めるものとする（医療法30条の3第1項）。

　基本指針においては、①医療提供体制の確保のため講じようとする施策の基本となるべき事項、②医療提供体制の確保に係る目標に関する事項、③地域医療構想に関する基本的な事項、④医療従事者の確保に関する基本的な事項、⑤医療計画の作成および医療計画に基づく事業の実施状況の評価に関する基本的な事項などについて、定めるものとされている（2項）。

　次に、都道府県は、基本方針に即して、かつ、地域の実情に応じて、「医療計画」を定めるものとする（30条の4第1項）。

　医療計画においては、①生活習慣病等の治療または予防に係る事業および救急医療等確保事業ならびに居宅等における医療の確保の目標に関する事項、②医療連携体制における医療提供施設の機能に関する情報の提供の推進に関する事項、③居宅等における医療の確保に関する事項、④病床の機能に関する情報の提供の推進に関する事項、⑤医療従事者の確保に関する事項、⑥医療の安全の確保に関する事項などについて、定めるものとされている（2項）。

　また、他の計画との関係について、医療計画の作成に当たり、地域医療介護総合確保促進法に規定する都道府県計画、都道府県介護保険事業支援計画との整合性の確保を図らなければならないとされている（11項）ほか、

他の法律の規定による計画であって医療の確保に関する事項を定めるものとの調和が保たれるようにするように努めなければならない（12 項）。

B. 医療費適正化計画

「医療費適正化計画」は、高齢者医療確保法 8 〜 17 条に規定される計画である。

厚生労働大臣は、国民の高齢期における適切な医療の確保を図る観点から、「医療費適正化基本方針」を定めるとともに、6 年ごとに、6 年を一期として、「全国医療費適正化計画」を定めるものとする（高齢者医療確保法 8 条 1 項）。

医療費適正化基本方針においては、①都道府県医療費適正化計画において定めるべき目標に係る参酌すべき標準その他の当該計画の作成にあたって指針となるべき基本的な事項、②都道府県医療費適正化計画の達成状況の評価に関する基本的な事項、③医療に要する費用の調査および分析に関する基本的な事項、④その他医療費適正化の推進に関する重要事項を定めるものとされている（2 項）。

医療費適正化基本方針は、医療法に規定する基本方針、介護保険法に規定する基本指針および健康増進法に規定する基本方針と調和が保たれたものでなければならない（3 項）。

また、全国医療費適正化計画においては、①国民の健康の保持の推進に関し、国が達成すべき目標に関する事項、②医療の効率的な提供の推進に関し、国が達成すべき目標に関する事項、③上記の目標を達成するために国が取り組むべき施策に関する事項、その他医療費適正化の推進のために必要な事項などを定めるものとしている（3 項）。

次に、都道府県は、医療費適正化基本方針に即して、6 年ごとに、6 年を一期として、「都道府県医療費適正化計画」を定めるものとする（9 条 1 項）。

同計画においては、①都道府県の医療に要する費用の目標に関する事項、②住民の健康の保持の推進に関し、当該都道府県において達成すべき目標に関する事項、③医療の効率的な提供の推進に関し、当該都道府県において達成すべき目標に関する事項、④保険者、後期高齢者医療広域連合、医療機関その他の関係者の連携および協力に関する事項、⑤医療に要する費用の調査および分析に関する事項などについて、定めるものとされている（2・3 項）。

なお、都道府県医療費適正化計画は、医療計画、都道府県介護保険事業

高齢者医療確保法
昭和 57 年法律第 80 号。正式名称は「高齢者の医療の確保に関する法律」。老人福祉法の題名改正による現行法の名称であり、また、後期高齢者医療制度の根拠法である。

全国医療費適正化計画
医療費適正化を推進するための計画。

6 年を一期
従来は 5 年一期で作成されていたが、医療と介護の連携を図る観点から、介護保険事業計画（3 年一期として作成され、2018 年度から第 7 期計画。）に揃えて 2018 年度から 6 年一期となった。医療費適正化計画についても同様の変更がなされた。

都道府県医療費適正化計画
当該都道府県における医療費適正化を推進するための計画。

171

支援計画および都道府県健康増進計画と調和が保たれたものでなければならない（6項）。

C. 健康増進計画

健康増進法
平成17年法律第103号。

基本方針
国民の健康の増進の総合的な推進を図るための基本的な方針。

「健康増進計画」は、健康増進法7条および8条に規定される計画である。

まず、厚生労働大臣は、「基本方針」を定めるものとされ（健康増進法7条1項）、①国民の健康の増進の推進に関する基本的な方向、②国民の健康の増進の目標に関する事項、③都道府県健康増進計画および市町村健康増進計画の策定に関する基本的な事項、④国民健康・栄養調査その他の健康の増進に関する調査および研究に関する基本的な事項、⑤健康増進事業実施者間における連携および協力に関する基本的な事項、⑥食生活、運動、休養、飲酒、喫煙、歯の健康の保持その他の生活習慣に関する正しい知識の普及に関する事項、⑦その他国民の健康の増進の推進に関する重要事項を定めるものとされている（2項）。

都道府県健康増進計画
当該都道府県の住民の健康の増進の推進に関する施策についての基本的な計画。

市町村健康増進計画
当該市町村の住民の健康の増進の推進に関する施策についての計画。

次に、都道府県は、基本方針を勘案して、「都道府県健康増進計画」を定めるものとする（8条1項）。また、市町村は、基本方針および都道府県健康増進計画を勘案して、「市町村健康増進計画」を定めるよう努めるものとされている（2項）。

D. 地域医療介護総合確保促進法に基づく計画

地域における医療及び介護の総合的な確保の促進に関する法律
平成元年法律第64号。

総合確保方針
地域における医療および介護を総合的に確保するための基本的な方針。

地域における医療及び介護の総合的な確保の促進に関する法律3～11条に規定される方針および計画である。

まず、厚生労働大臣は、地域において効率的かつ質の高い医療提供体制を構築するとともに地域包括ケアシステムを構築することを通じ、「総合確保方針」を定めなければならない（3条1項）。総合確保方針においては、①地域における医療および介護の総合的な確保の意義および基本的な方向に関する事項、②医療法に規定する基本方針および介護保険法に規定する基本指針の基本となるべき事項、③都道府県計画および市町村計画の作成並びにこれらの整合性の確保に関する基本的な事項、④都道府県計画、医療計画および都道府県介護保険事業支援計画の整合性の確保に関する事項などを定めるものとしている（2項）。

都道府県計画
当該都道府県の地域における医療および介護の総合的な確保のための事業の実施に関する計画。

次に、都道府県は、総合確保方針に即して、かつ、地域の実情に応じて、「都道府県計画」を作成することができる（4条1項）。同計画においては、①医療介護総合確保区域ごとの当該区域における医療および介護の総合的

な確保に関する目標および計画期間、②前号の目標を達成するために必要な事業に関する事項、③その他地域における医療および介護の総合的な確保のために必要な事項を定めるものとされている（2項）。また、都道府県は、都道府県計画を作成するに当たっては、医療計画および都道府県介護保険事業支援計画との整合性の確保を図らなければならない（3項）。

市町村（特別区を含む。以下同じ）は、総合確保方針に即して、かつ、地域の実情に応じて、「市町村計画」を作成することができる（5条）。市町村計画においては、①医療介護総合確保区域ごとの当該区域または当該市町村の区域における医療および介護の総合的な確保に関する目標および計画期間、②前号の目標を達成するために必要な事業に関する事項、③その他地域における医療および介護の総合的な確保のために必要な事項、を定めるものとされている（2項）。なお、市町村は、市町村計画を作成するに当たっては、市町村介護保険事業計画との整合性の確保を図らなければならない（3項）。

E. その他の関連法領域の計画

上述した行政計画以外にも、高齢者居住法に定められる「高齢者居住安定確保計画」（市町村・都道府県）、教育基本法に定められる「教育振興計画」（市町村・都道府県）、児童福祉法における「整備計画」（市町村）、母子父子寡婦福祉法に定められる「自立促進計画」（都道府県）、女性活躍推進法に定められる「推進計画」（市町村・都道府県）および「事業主行動計画」、成年後見制度利用促進法に定められる「成年後見制度利用促進基本計画」（国・市町村）、子ども・若者育成支援推進法に定められる「子ども・若者計画」（市町村・都道府県）、子ども貧困対策推進法に定められる「子どもの貧困対策計画」（都道府県）、自殺対策基本法に定められる「自殺対策計画」（市町村・都道府県）など、さまざまな行政計画が策定され相互に関連している。

なお、これまでに挙げた福祉計画および関連領域の計画等の策定義務、策定期間、相互関係等について簡単にまとめたものが**図10-1・図10-2**の2表である。

市町村計画
当該市町村の地域における医療および介護の総合的な確保のための事業の実施に関する計画。

高齢者居住法
平成13年法律第26号。正式名称は「高齢者の居住の安定確保に関する法律」。

教育基本法
平成18年法律第120号。

母子父子寡婦福祉法
昭和39年法律第129号。再度にわたる題名改正によって、母子福祉法（昭39）→母子寡婦福祉法（昭56）→現行法となった。

女性活躍推進法
平成27年法律第64号。正式名称は「女性の職業生活における活躍の推進に関する法律」。従業員301人以上の一般事業主は行動計画の策定が義務づけられ、300人以下の事業主については努力義務とされている。なお、特定事業主には行動計画の策定義務がある。

成年後見制度利用促進法
平成28年法律第29号。正式名称は「成年後見制度の利用の促進に関する法律」。

子ども・若者育成支援推進法
平成21年法律第71号。同法における、国による「子ども・若者育成支援推進大綱」の策定は義務、市町村ならびに都道府県による「子ども・若者計画」の策定は努力義務である。

173

図10-1　「福祉計画等の相互関係」①市町村

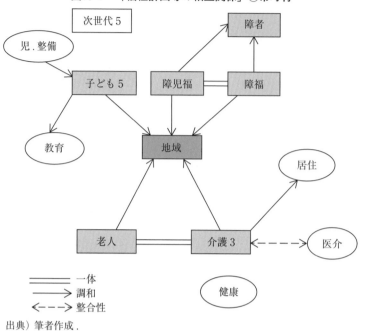

出典）筆者作成.

図10-2　「福祉計画等の相互関係」②都道府県

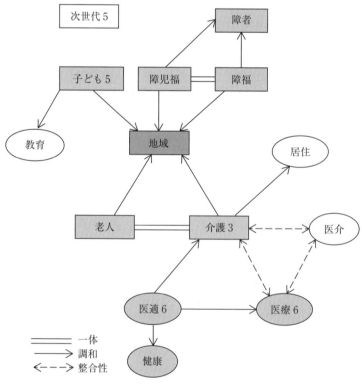

出典）筆者作成.

174

理解を深めるための参考文献

●磯部文雄・府川哲夫編『概説　福祉行財政と福祉計画（改訂版）』ミネルヴァ書房，2017.

社会福祉行政および財政について、その実態や動向について解説するとともに、各領域の福祉計画の意義、策定および実際について、平易に解説している。

●杉岡直人編『福祉行財政と福祉計画（第2版）』新・社会福祉士養成課程対応，みらい，2016.

福祉行財政については、その仕組みや社会保障関係費の動向を平易に解説。福祉計画については、地域・高齢・障害・児童など各分野の計画策定事例を示すとともに、福祉計画の意義や策定方法を解説している。

●『社会福祉学習双書』編集委員会編『社会福祉概論Ⅱ─福祉行財政と福祉計画／福祉サービスの組織と経営（改訂第10版）』社会福祉学習双書2019，全国社会福祉協議会，2019.

福祉行財政および福祉計画それぞれの領域に関して、法令上の根拠、制度概要、個々の計画の内容と関係性、近時の法動向などについて、平易かつ的確に概説している。

 コラム　国家試験について

　社会福祉士国家試験および精神保健福祉士国家試験において、「福祉行財政と福祉計画」は7問出題される科目であり、そのうち福祉計画の領域からは3〜4問出題されるのが一般的な傾向である（ただし、年度によってバラつきがあり、2016年度は2問、2018年度は5問であった）。

　受験生の中には、福祉行財政よりも福祉計画の領域の方に苦手意識を有する者が少なくない。たしかに、根拠法および名称、都道府県計画および市町村計画のそれぞれについてどのような事柄を定めなければならないかということを問う出題に対して的確な解答を導くためには、正確な条文知識が必要であることは事実である。

　ただ、同一年度の問題が全て難問であったということは、これまでには一度もない。出題の中には、計画の策定年数を問うもの（第30回-問題43）、策定義務を問うもの（29-47）、策定状況を問うもの（24-48、28-48）、他の計画との関係性を問うもの（31-45）などの平易な出題が必ず含まれている。その一方で、条文上の正確かつ詳細な知識を問うような難問、たとえば、介護保険法117条の内容を（法的義務か努力義務かまで含めて）正確に記憶していないと正解できないような問題も、毎年度含まれている。学問的高みを少し外れて、国家試験合格のための戦略的思考に立った場合、どこまで掘り下げるか（＝どのレベルまで条文を覚えるか）は受験生各自が考えて学習することが賢明である。

第11章 福祉計画の策定と評価

1

福祉計画の考え方や目的を、
具体的な策定のあり方を通じて理解する。

2

地域住民の主体性が
具体的な策定において、どのように反映されているか、
その方法を理解する。

3

福祉計画の策定においては、
関係機関の調整や他分野と法制度との
整合性を図りながら成り立っていることを理解する。

4

一連の福祉計画の策定過程において、
評価をすることがどのような意義があるのかを理解する。

5

評価の種類と方法では、
「結果」「過程」「構造」の3つの視点に立った
総合的な評価の方法を理解する。

6

評価が適切かどうかの検証は、
「住民に尋ねること」に立脚した視点を
理解する。

1. 地域福祉計画にみる問題分析と合意形成過程の特徴

地域福祉計画の策定は、各地方自治体が主体的に取り組むこととなっており、地域住民の意見を十分に反映させながら策定する計画が地域福祉計画である。さらに、行政計画としての地域福祉計画を策定するにあたっては「総合化」と「分権化」という2つの視点が重要であるといわれるが、実際の策定においてはそう簡単なものではないといえる。計画の策定を通じた地域住民の主体性が大切であって、そのことが醸成できる計画策定のあり方が重要なポイントとなる。具体的な手順に沿って、その特徴を見ていきたいと思う。

地域福祉計画

総合化

分権化

A. 地域特性の把握

福祉ニーズ

まず計画策定の初めとして、地域の福祉ニーズを把握することが大切である。また、そこから地域の課題を抽出することが必要となる。現状の福祉ニーズの把握や課題の抽出は、計画が地域に密着したものとなるよう、なるべく小地域ごとに行うことが望まれる。「住民に身近な圏域」において体制整備の構築が市町村の努力義務となっている。介護保険制度では「日常生活圏域」を設定し、高齢者が住み慣れた地域で生活を継続することができる単位として、概ね中学校区を一単位圏域として把握する具体的設定がある。また、アンケートやヒアリングにより、できるだけ多様な意見を掌握するとともに、住民自身が地区懇談会やワークショップで話し合うことなどにより、合意形成が図られるようにすることが大切である。このような過程を踏まえて、地域の課題は地域の中で解決するという意識が高まり、また、住民自らが地域福祉の担い手となっていくことが期待される。

日常生活圏域

この段階で大切なことは、現状の福祉ニーズを的確に把握することから、地域福祉の推進が始まるという点である。地域住民の主体性を醸成する意味でも、この作業が最も重要なものとなる。それだけに地域の特性の把握のために注意しておきたいことは、①地域住民や福祉サービス利用者、福祉サービス提供事業者などの生の声を計画に反映させること。②調査結果などから得られた意見は、少数的な意見であったとしても尊重すること。③あくまでも調査結果をもとに、現状の問題点を明確にすること。④問題

点は総合的に判断し、解決すべき課題を探ることである。

B. 課題・方向性の明確化

　地域の特性の把握で得た情報や、現在までに作成・収集されている統計資料などを整理することにより、現状の問題点を明確にし、これから地域福祉計画で取り組むべき課題や方向性を明らかにする。たとえば、どのような統計資料が活用されているのかといえば、年齢別人口構成、少子高齢化の状況、地域別の高齢化率の推移、出生数・率の推移、合計特殊出生率の推移、世帯数とその伸び率、生活保護受給世帯数、町会自治会加入率の推移などである。この段階での具体的な取組みとして、地域で解決すべき課題をわかりやすい資料に作成して地域住民へ提供することである。また地区懇談会などで話し合う機会を持ち、自分たちの身近な生活課題を知り、問題に関心を抱いてもらい、参加を促していくことが必要不可欠である。この手順を計画作りの専門のシンクタンクや学識経験者を中心とした策定委員会に全面的に委ねてしまうと、画一的な課題整理や地域の特性を充分に把握できないままの方向性を見出す可能性が高くなる。手間がかかる活動ではあるが、丁寧な取組みと時間をある程度割いてでも取り組む価値を見出す視点がここでは大事である。

C. 目標の設定

　これまでに明らかになった課題・方向性をもとに、地域住民の福祉ニーズに対応したサービスの内容や量を検討し、計画期間で達成しようとする目標を体系的に設定する。計画の進捗状況の把握や評価がしやすいよう、できる限り具体的な数値目標を設定することが望ましい。その際、目標の設定の基本的な考え方について参考になるのが、タスクゴール（課題達成目標）とプロセスゴール（計画策定過程重視）、リレーションシップゴール（関係力学の変容）の3つの考え方である。目標設定の際、この3つのゴールのいずれかを選択するという視点ではなく、3つの要因すべてを視野に入れて取り組むことが重要である。

　タスクゴール（課題達成目標）とは、地域福祉計画の策定の場合、計画により何を達成しようとするのかという点に目標を置く考え方である。たとえば、地域での人材の確保という課題に対し、有資格者の発掘と新規資格者の養成により目標数値を具体的に掲げ、課題達成を計画目標とする考え方である。

タスクゴール（課題達成目標）

プロセスゴール（計画策定過程重視）とは、策定の過程を重要視した目標の考え方である。先に述べた通り、地域住民の意見を十分に反映させながら策定する計画が地域福祉計画であり、計画を立案することが目的ではなく、地域福祉計画の策定により、地域福祉の推進を図ることが目的である。したがって、地域住民の福祉への関心を高め、活動と参加へ導く目標の置き方がとても大切になってくる。

リレーションシップゴール（関係力学の変容）とは、計画策定の過程で、地域住民の認識を変化させ、地域福祉を取り巻く力学を変容させるところに目標を設定する考え方である。行政関係者、社会福祉の専門職、地域の町会長をはじめとした自治会役員などの関係者にはある程度理解は進むものの、とかく一般の地域住民まで計画策定の意義や価値は理解されない傾向にある。そういう意味で、地域の課題を解決するだけの計画だけではなく、新しい地域のあり方を模索できるような計画（構想）を盛り込むことも大切になる[1]。

D. 実現化に向けた施策立案

現状把握・課題抽出等の結果を取りまとめ、目標を設定した後、施策の検討となる。現在、「市町村地域福祉計画の策定ガイドライン」の「計画に盛り込むべき事項」として、次のように定められている。

市町村地域福祉計画に盛り込むべき事項として、

(1) 地域における高齢者の福祉、障害者の福祉、児童の福祉その他の福祉に関し、共通して取り組むべき事項

例：高齢、障害、子ども・子育て等の各福祉分野のうち、特に重点的に取り組む分野に関する事項、制度の狭間の課題への対応のあり方など。

(2) 地域における福祉サービスの適切な利用の推進に関する事項

例：福祉サービスを必要とする地域住民に対する相談支援体制の整備など。

(3) 地域における社会福祉を目的とする事業の健全な発達に関する事項

例：社会福祉法人による「地域における公益的な取組」の推進、民間の新規事業の開発やコーディネート機能への支援など。

(4) 地域福祉に関する活動への住民の参加に関する事項

例：地域住民、ボランティア団体、NPO等の社会福祉活動への支援など。

(5) 包括的な支援体制の整備に関する事項

例：「住民に身近な圏域」において、住民が主体的に地域生活課題を把握し解決を試みることができる環境整備など。

となっている。施策は、可能な限り具体的に検討する。地域の現状を踏ま

え、課題の深刻さや緊急性とあわせ、解決の見通し、事業の難易度、優先順位を考慮し、施策を明らかにする。ほとんどの自治体では、5年間や10年間のように施策期間を設けて取り組んでいるが、必ず見直しの機会を作って施策の精度を高めている。

　この段階で大切なことは、公・民の役割分担や実施主体を明確にすることである。誰が責任を持つのか、どこまで実施するのか、行政の役割は何か、地域住民にできることは何かなどをはっきりとさせておいた方がよい。

E. 実行管理・評価方法の検討

　実行管理と評価をどのような方法で行うか検討する。一般的に計画を策定する委員会の設置である。厚生労働省は「市町村地域福祉計画及び都道府県地域福祉支援計画策定指針の在り方について（一人ひとりの地域住民への訴え）」の中で、地域福祉の担い手を以下のようにまとめている。

市町村地域福祉計画及び都道府県地域福祉支援計画策定指針の在り方について（一人ひとりの地域住民への訴え）

地域福祉の担い手
➡ p.145
[4] 計画推進の主体参照。

・地域住民
・要支援者の団体
・自治会・町内会、地縁型組織など
・一般企業、商店街など
・民生委員・児童委員、行政など
・ボランティア、ボランティア団体
・特定非営利活動法人（NPO法人）、住民参加型在宅サービス団体など
・農業協同組合、消費生活協同組合など
・社会福祉法人、地区（校区）社会福祉協議会など
・社会福祉従事者（民間事業者を含む）
・福祉関連民間事業者（シルバーサービス事業者など）
・その他の諸団体

　自治体の計画策定を考えてみると、以上のような住民の参加と自治体の行政担当部署、議会からなる策定委員会の形成が一般的に行われている。しかし、地域住民が参加しての地域の福祉計画であるため、その推進役のあり様は決まったものではなく、あくまでも地域の実状に合ったものでなければならない。そのために、策定委員会などの設置計画がなかなか進まない自治体もある。地域福祉計画は、住民と行政が相互に共有する計画であるので、地域における福祉需要の変化を適宜取り入れることが考えられる。そのため、柔軟に対応しうる住民と行政の関係には3つのパターンが考えられる。

　1つは、行政担当部署のサポートを受けながら、各地域の住民組織の委

員会が検討を進め、最後に行政担当部署に結果を提案するパターンである。各地域の特性を反映させやすい反面、地域の利害が直接ぶつかる可能性がある。

　2つめは、各地域の住民組織の代表者が一自治体の合同委員会に結集して検討を進め、その合同委員会を行政担当部署がサポートするパターンである。地域全体の利益を考えた意見集約ができる反面、代表者なり担当者にかなりの責任が伴う。

　最後は、行政担当部署が先導しながら、必要に応じて各地域の住民組織の代表、または地域住民の意見を聞き進めていく関係パターンである。専門的な知識や技術が確保できる反面、計画策定における地域住民の平等で直接的な関与は期待できない[2]。

　この段階で注意しておきたいことは、策定委員会から計画完成後の計画の実行部隊である推進委員会などへの継承のあり方をはっきりさせておくことである。策定委員会の機能をそのまま計画実行の推進役に発展させていくケースが多いが、アセスメント→計画→実行→評価→改善の過程を明確に踏まえた方が評価もしやすくなる。具体的には、地域福祉計画策定推進委員会のようなものがある。

F. パブリックコメントなどの実施

地域福祉計画（案）

パブリックコメント

　これまでの成果を「地域福祉計画（案）」としてまとめ、パブリックコメントなどにより意見などを募る。また、できあがった計画は、きめ細やかな住民への周知が必要である。周知の方法として、たとえば、行政発行の広報誌を用いて、議論されたことや関係資料について説明したものを掲載したり、住民の意見を載せることも考えられる。それを町会の回覧板で回したり、新聞折込、全戸配布、公共施設に留置しておく方法などがある。また、フォーラムを開催して、地域福祉計画の概要を説明したり、今後の進め方について話し合いをしたり、検討する課題を決めて具体的な解決策を考えたりする。

（事例）　地域福祉計画の具体的な構成例

　地域福祉計画は、各市町村における、地域の実情を踏まえた計画であるべきで、住民と一体となって議論し、地域の現状や課題を踏まえた「計画に盛り込むべき事項」が記載されていれば、どのような構成であっても構わない。ここで示す計画の構成（表11-1）はあくまでも一例であり、住民や関係団体などの声を充分反映させ、実効性の高い地域福祉計画の策定に

表 11-1　地域福祉計画の構成

構成項目	具体的な内容	備考
Ⅰ.計画の基本的考え方 　1.計画策定の趣旨	・計画を策定する背景や意義・目的など	※1
2.計画の性格と位置付け	・地域福祉推進の基本理念・目標 ・他の既存計画との関係	
3.計画期間	・期間設定、見直しの時期など	※2
Ⅱ.地域福祉の取り組み方向 　1.地域福祉の現状	・地域の社会環境、福祉資源の状況 ・福祉サービスの提供の状況	
2.地域の生活課題・住民ニーズ	・生活課題・福祉ニーズの調査結果の分析、整理	
3.地域福祉の推進目標	・基本目標の設定、施策展開の方向性（施策体系の提示）	※3
Ⅲ.地域福祉の推進施策 　1.福祉サービスの適切な利用の推進	・数値目標や進捗状況管理の指標の設定 ・福祉サービス利用者の権利を守る整備	
2.福祉サービスの充実・開発	・第三者評価活動 ・研修制度の整備 ・新しい福祉サービスの創出の支援など	
3.住民参加の促進	・さまざまな学習会の提供 ・活動拠点の整備　など	
4.地域福祉の推進体制		
5.計画の進行管理・評価の方法		※4
Ⅳ.その他	・地域特性に合わせた福祉施策 ・地域福祉活動計画との調整	

※1「計画策定の趣旨」の項
　地域福祉に関する問題・課題を踏まえ、これから目指すべき地域福祉の理念・方針（取り組む内容・方向性）を盛り込み、さらに社会福祉法等に記載されている事項を盛り込むものとする。
※2「計画期間」の項
　①概ね5年を目安とする。ただし、計画内容（目標値の設定）等に応じて期間が変更することも考えられる。
　②計画の性格上、目標値の達成状況によって3年位で見直しをすることも必要である。
※3「目標の設定」の項
　①目標年度および単年度ごとの目標量を盛り込む。
　②目標達成の判断を容易に行える具体的な目標を盛り込む。
　③事業主体、実施体制等を勘案した実施可能な目標を盛り込む。
　④既存計画の目標値であっても差し支えないが、事業の見直し、評価を再検討したうえで、設定することが望ましいと考えられる。
　⑤地域（生活圏）に着目した福祉を推進するものだから、たとえば「～を行う」「～を始める」「～をなくす」などの目標設定となることも考えられる。
※4「計画の進行管理・評価の方法」の項
　①計画評価および点検を行うために評価等を行う委員会を設置する。委員会は、策定委員会がベースとなることも考えられる。
　②評価の手法を検討する。
　③評価内容は住民に公表する。

出典）栃木県「市町村地域福祉計画策定ガイドライン」2003. pp.30-31. より参照.

努めることが大切である。

2. 分野別福祉計画にみる問題分析と合意形成過程の特徴

A. 高齢者福祉分野

老人福祉計画
介護保険事業計画
老人福祉計画
介護保険事業計画

高齢者福祉分野における福祉計画は、具体的には老人福祉計画と介護保険事業計画である。実際に市町村レベルでは、老人福祉法 20 条の 8 に規定する「老人福祉計画」と介護保険法 117 条に規定する「介護保険事業計画」であり、これら 2 つの計画を一体のものとして作成することとされている。

介護給付サービス事業費

介護保険事業計画は、介護給付サービス事業費の見込みやそれに基づく保険料の算定など、介護保険制度の円滑な運営を計画的に実現するための

図 11-1　市町村老人福祉計画と市町村介護保険事業計画の市関係（両計画を一体的に作成する場合）

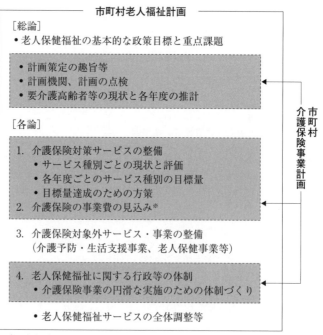

※老人福祉計画においては不要。

出典）厚生労働省老健局「老人保健福祉計画の見直しについて」（2002 年 2 月
　　　12 日全国高齢者保健福祉・介護保険関係主管課長会議での配布資料）
　　　より抜粋．一部改変．

老人保健福祉計画
現、老人福祉計画。

計画であり、老人福祉計画は、介護保険事業計画を包括した上で高齢者の生きがい、要介護状態にならないような介護予防や保健活動などを含んだ地域における高齢者に関わる総合的な保健福祉事業に関する計画である（図11-1）。

　策定方法は、行政担当部署で進められる。策定体制を整え、住民ニーズなどの把握に努める。幅広い関係者の協力を得て、それぞれの実情に応じたものとすることが求められているため、保健医療関係者、福祉関係者、被保険者代表、学識経験者、行政関係者などの構成により策定機関が整備される。また、介護保険サービスや保健福祉サービスの満足度、今後の利用意向、健康づくりや生きがいづくりについての意向、介護保険事業の実施状況などを把握するためにアンケートを実施してニーズの把握に努める。地域懇談会や関係団体などのインタビュー調査を実施しているところもある。

B. 障害福祉分野

　障害福祉分野における従来の具体的な福祉計画は、新障害者基本計画（以下、新計画）であった。この新計画は、障害者基本法に基づく「市町村障害者計画」として、障害者施策の推進方向および具体的な方策を示すものである。また、障害者総合支援法では、市町村は障害者基本法に基づく「市町村障害者計画」と整合を図りながら、「市町村障害福祉計画」を3年ごとに策定し、障害福祉サービスなどの量の見込みやその確保のための方策などを定めることと義務づけられている。そのため、障害者基本法に基づく「市町村障害者計画」と障害者総合支援法に基づく「市町村障害福祉計画」を一体的に策定するケースがある。

　策定の際、行政担当部署が先導するが、この計画の性格上、基礎的なデータや定義設定となる中身も市町村によって若干異なる場合がある。たとえば、この計画における「障害者」とは、障害者基本法に基づく障害者（身体障害、知的障害または精神障害があるため、継続的に日常生活または社会生活に相当な制限を受ける者）を基本とするが、施策次第では、発達障害者、高次脳機能障害者、難病患者等を含めるなどのケースである。また、基礎的データの分析として、障害者数の推移、身体障害者の年齢別・等級別・障害別の推移、知的障害者の年齢別・障害の程度別の推移、精神障害者の年齢別・障害の程度別の推移などのデータを入念な分析とともに計画に反映させる必要がある。

　施策の展開が幅広いことから「啓発・広報」「生活支援」「生活環境」

新障害者基本計画

障害者基本法

市町村障害者計画

障害者総合支援法

市町村障害福祉計画

「教育・育成」「雇用・就業」「保健・医療」「情報・コミュニケーション」「国際協力」など分野別項目を盛り込むこともこの計画の特徴である。

なお、障害者基本法の改正（2011〔平成23〕年7月）により、障害者である子どもが療育などの支援を受けられるよう必要な施策を講じなければならないなど新たな視点が盛り込まれた。新たな法の理念に対応しながら計画に反映し、施策の推進を図る必要がある。

C. 児童福祉分野

次世代育成支援行動計画

次世代育成支援対策推進法

少子化対策プラスワン

児童福祉分野における具体的な福祉計画は、次世代育成支援行動計画である。この計画は、次世代育成支援対策推進法に基づく「行動計画」として、「少子化対策プラスワン」を踏まえて制定された。エンゼルプランをはじめとする幾多の取組みの視点を重ねて今に至る。この計画は、市町村における次世代育成支援の現状と課題を明らかにした計画であり、同時に今後の施策の目標を示す必要がある。従来の子育て支援事業の継続性を保ち、総合的に進める必要がある。基本的な計画策定の視点には、たとえば、①子どもの視点と次代の親づくりの視点の尊重、②利用者の多様な意向を反映したサービス、③すべての子どもと家庭への支援、④社会全体による子育て支援、⑤男女共同参画社会の推進、⑥児童福祉・母子保健・教育などとの連携などがあり、広範囲な視点で成り立っていることが理解できる。行動計画であるため、より実践的な目標を掲げて取り組んでいるケースが多い。国による行動計画策定指針に基づき、市町村や企業の事業主による次世代育成支援行動計画の策定を求めている。

3. 策定の留意点

A. 住民参加

まず、計画づくりには、住民参加による策定のプロセスが重視されるべきである。これは、計画を策定することが目的ではなく、計画で掲げた目標を達成するための諸施策を推進することで資源が整い、システムが機能し、住民が安心して暮らせるようになるもので、地域住民の主体的な参加を前提としたものである。策定段階だけでなく実施や評価段階においても、

すべての住民が関心を持ち、主体的に参加することに意義がある。市町村の実情に応じて、時間をかけて住民の参加が充分得られるような策定の体制と手順をとる配慮が必要である。

　しかし「住民」といっても、年齢や性別、肩書きや経歴、国籍や障害の別を問わず千差万別である。また、町会の役員や民生・児童委員などの地域の役割を担っている人もいる。そういった人びとが暮らしの中に存在することは、多種多様な意見を生み出すこととなる。これらの意見は地域福祉を形成する上で非常に貴重なものとなる。計画づくりには、さまざまな意見に耳を傾けて、地域を担う住民の願いに立ち、可能な限り計画に反映させることが必要である。

B. 関係団体との連携・協力

(1) 市町村社会福祉協議会

市町村社会福祉協議会

　市町村社会福祉協議会は、社会福祉法において「地域福祉を推進する団体」として規定されており、地域福祉を推進する上での中心的な拠点として位置づけられ機能強化になる。また、地域住民を主体としてボランティアや、福祉教育、まちづくりの課題に取り組んできた実績もあり、計画の策定には積極的な連携が期待される。

(2) 民生委員・児童委員

民生委員・児童委員

　民生委員・児童委員は、地域の実情に精通しており、特に一人暮らしの地域住民への身近な相談役・最も身近な支援者として大きな役割を果たしている。また、今後も地域におけるニーズを掘り起こし、行政と一体になって計画の策定に取り組むことが期待できる。そのため活動しやすいような環境を整えることも大切である。

(3) NPO 法人・ボランティア団体

NPO 法人
ボランティア団体

　福祉や環境、国際協力やまちづくりなどさまざまな分野において、ボランティア活動をはじめとした民間の非営利団体（NPO）による社会貢献活動が活発化し、地域における福祉活動を支えている。こうした住民との協働による地域課題への対応などについて、それぞれの特性を計画策定に反映されることが期待される。

(4) 社会福祉施設

社会福祉施設

　社会福祉施設は多機能化しており、長期入所から短期入所（ショートステイ）、通所施設、訪問施設とさまざまな形態を持っており、地域に開放されている。引き続き、地域における福祉サービスの拠点としての役割が期待され、また施設に関与する専門職のノウハウが計画策定に提供される

ことが望まれる[3]。

C. 他の計画との関連性

［1］他の福祉計画との関係

　現状では、高齢者・障害者・児童といった対象分野別に計画の策定が求められており、根拠となる法律も**表11-2**のように異なっている。

　地域福祉計画は、市町村の福祉全体の進むべき方向を明らかにする計画で、地域・住民の視点に立った、総合的な役割を果たす計画である。分野別の福祉計画がすでに策定されている場合は、それらの計画と共通の理念に立ち、整合性を図り、目標や施策などを共有することが求められる。分野別の個別計画が策定されていない場合には、地域福祉計画にその内容を網羅することとし、総合的な計画とすることが望まれる。

表 11-2　地域福祉計画の根拠法令

対象者	計画名	根拠法令
高齢者	老人福祉計画	老人福祉法、介護保険法
障害者	障害者計画	障害者基本法
児　童	次世代育成支援行動計画	次世代育成支援対策推進法

地域福祉活動計画

［2］社会福祉協議会が策定する「地域福祉活動計画」との関係

地域福祉計画

　市町村社会福祉協議会は、民間社会福祉活動を計画化するものとして、「地域福祉活動計画」の策定を進めている。「地域福祉計画」と「地域福祉活動計画」を比較すると、**表11-3**のようになる。

　市町村の地域福祉計画策定にあたっては、地域福祉活動計画と内容を共有したり、相互に支援する施策を盛り込むなど密接に連携することが必要である。

表 11-3　地域福祉計画と地域福祉活動計画の比較

	地域福祉計画	地域福祉活動計画
作成主体	行政	社会福祉協議会
性格	行政計画	民間計画
理念	公民協働による地域福祉の形成	
内容	行政福祉サービスの提供 民間福祉サービスへの支援	民間福祉サービスの提供
	行政・民間福祉サービスのコーディネート	

出典）栃木県「市町村地域福祉計画策定ガイドライン」2003．pp.17-18 より参照．

188

4. 福祉計画の評価の必要性

福祉計画の評価は、行政担当部署が自ら評価を行い、計画に反映してい
くことが基本であるとされる。しかし、行政担当部署の計画について評価
を実施することそれ自体にあるというよりも、むしろ、その評価実施を効
果的に活用することによって、それぞれの計画を有効に機能させることを
確保することにあると考える。

福祉計画の評価

「市町村地域福祉計画及び都道府県地域福祉支援計画策定指針の在り方
について（一人ひとりの地域住民への訴え）」では、基本目標の利用者主
体のサービス実現の中で、地域住民の信頼と理解を得るためには、情報の
公開などを進め、事業運営の透明性の確保を図らなければならないとして
いる。さらに具体的に、市町村は、計画の実施状況を毎年定期的に点検す
ることとし、このためには、たとえば「計画評価委員会」（計画策定委員
会の継続が望ましい）のような計画の進行管理を含む評価体制を確保し、
計画策定時点から評価の手法をあらかじめ明らかにしておく必要がある。
また、この計画評価委員会は、地域福祉計画の策定・実施との継続性を確
保するために地域福祉計画策定委員会と同一の委員とすることも考えられ
る。なお、計画評価委員会においては、苦情解決やオンブズパーソンなど
の外部評価情報をも積極的に評価の参考とすることが望まれるとなっている。

市町村地域福祉計画及び
都道府県地域福祉支援計
画策定指針の在り方につ
いて（一人ひとりの地域
住民への訴え）

計画評価委員会

苦情解決
オンブズパーソン

それでは、評価の必要性を事後評価と事前評価とに分けて整理してみた
いと思う。

A. 事後評価

事後評価は、まず、計画の実施後に改善や見直しが行われないことで、
結果的に計画実行が不十分であったり、行われていても適切でなかったり
した場合、評価実施の必要性が生じる。この際、効果の発現が不十分であ
ったり、所定の期間内に目標を達成していない計画に対して、改善や見直
しの明確な方針が示されていない、改善や見直しが行われないまま存続ま
たは放置されている、などの内容が検討対象となる。また、計画の実施後
に改善や見直しを行っているが、計画実行の実態と評価結果との間に乖離
が見られ、そのまま放置すれば、妥当でない評価結果が計画に反映される
ことになる場合にも必要となる。このような場合には、適切な計画の改善

事後評価

や見直しに結びつかないこととなるため、効果があるまたは乏しい評価にもかかわらず合理的な説明を必要とすることなどが検討内容となる。事後評価の中には計画実行中のものも含んでいるが、中間的な評価は、評価の結果次第では計画実行の継続か否かの判断をすることとなるため、改善や見直しにつながり得るものであり必要性は増す。

　近年、措置制度に基づいて展開されてきた施設入所サービス中心の福祉サービスのあり方から、契約に基づく利用制度に移行したことで登場した多種多様なサービス、ニーズおよびサービス対象者の拡大により、サービスの質が問われ、サービス実施後に利用者やサービスのあり方にどのような影響や変化があったかに関心が寄せられるようになってきた。そのことによって、福祉計画に組み込まれた福祉政策の運営の効果や効率を求める声はますます高まりつつあり、そのあり方を検証する評価の必要性を自然と高めているといえる。

B. 事前評価

事前評価

　一方、事前評価は、これから行おうとする計画に対して評価するものである。一般的にはアセスメントであり、医療福祉分野では、ケアマネジメントの一過程となる。取りかかる前段階での評価であり、期待される目標達成の可能性やその成果などに対して、情報の分析やデータが適切かどうか検証するものである。特に行政機関で行う場合は、予算との関係が密接につながってくるため必要性は高い。

　とかく計画実行を想定して、最初の段階から、どのような資源がどの程度必要で、どのような方法で実行されるのか、その結果、効果を生むために要する財源はどうなるのかという全体を把握することに強い関心が寄せられる。しかし、事前評価で得たものがその後の評価プロセスに活かされていかない傾向がある。住民の意見に柔軟に対応するという点では結構なことではあるが、政策決定につながる事前の評価は、客観的な分析と確かなビジョンの提示が評価の有用性を高めることになる。

5. 評価の種類と方法

　ある市町村の地域福祉計画の評価内容（項目）は、具体的に、

①基本方針の浸透・到達状況

②実施計画の達成度

③計画を実施していく上での問題点

④よりよい事業展開のための方策・具体案の検討

とある。このように「施策の展開」の達成状況や「サービス量の見込みと達成目標」の達成状況などを評価内容としているところが多く目につく。

　一方、福祉計画の評価を福祉サービスの質の評価と同様に捉えると、「結果」「過程」「構造（体制）」の３種類に分けられる。それぞれの視点を念頭においた総体的な評価のあり方が重要である。

A. 結果の評価

結果の評価

　結果として、望ましい変化がもたらされたかどうかという計画の結果を指すものである。計画実行によって、住民によい変化がみられたか。よい状態に改善されたり、よい状態が維持されているかどうかなどを具体的に指す。効果の評価と表現されている場合もある。

　実際に、この次元で評価が進んだとしても、数々の困難さを伴う場合がある。①長期的にしか結果が現れないことが多いため、結果を認識しにくい場合がある、②あくまでも積極的な改善を目的としていない場合がある、③効果の客観的指標を設定しにくく、結果が個別的で主観的要素が強い場合がある、④特に地域福祉計画のように、結果が間接的に現れる場合は結果の所在があいまいになりやすい、などである。

　この次元での評価の方法としては、基本的には、福祉計画の内容に即して評価を行うことである。計画の目標として設定されたニーズの充足がどの程度図られたのか。結果として問題解決がどの程度実現されたのか。具体的に設定された数値に対しての結果値の達成度などに対する問いである。具体的には地域住民の協力を得ながら、評価委員会などを設置して実際に行われているケースが多い。

B. 過程の評価

過程の評価

　計画に従い実行によってサービスが提供される過程を指すものである。決められた手順で実行を進めているか、望ましい結果を得るための手順があるかどうかなどを具体的に指す。

　効果を直接評価することが困難な場合や効果を評価すること自体が適切でない場合、最終効果ではなく中間段階を評価する必要がある場合に有効

であるとされる。

　この次元での評価の方法としては、計画実行の展開に即して評価を行うことである。たとえば、結果として障害者の地域での自立生活が進んだという一定の効果が得られたとしても、それらが得られた過程で、障害者を排除するような運動が起こった場合など、その結果や効果をそのまま評価するわけにはいかない。過程の次元自体を評価することで、計画実行の展開が違ってくるし、当然その後の結果にも影響を及ぼすこととなる⁽⁴⁾。

C. 構造（体制）の評価

　サービス提供が適正な構造を伴って提供されたかという環境を指すものである。たとえば、スタッフは必要な知識を持っているのか、業務の遂行に必要な資格を有しているのか、計画運営上のスタッフ配置は適切か、などの問いである。計画実行の手順が存在していても、必要な訓練を受けていないスタッフがその業務を遂行するのでは、計画を実行していく上でよいものは保証されない。計画の構造的側面に欠陥があれば、過程や結果に悪影響を及ぼす。構造の評価を投入資源の評価と表現されている場合もある。構造の具体的には、予算（財源）、建物・設備、職員の専門性と数、その適正な配置、費やされた労働時間、サービス提供数などである。

　この次元での評価の方法としては、結果の評価と同様に、福祉計画の内容に即して評価を行うことである。

6. 評価の尺度

　評価の尺度は、どの程度変化したのかを測定することを目的としたものであって、たとえば、意識の高い住民と低い住民とを区別することを目的として用いる尺度ではない。したがって、継時的変化に敏感でなければならない。福祉計画の評価は、変化に対する住民の反応性を認識できるものでなければならず、一番の基本は「住民に尋ねること」によって評価することである。計画に基づく実行は大切であり、その後の評価の必要性についてもこれまで述べてきた通りである。一連の過程で得られた産物を確実に活かすために、もう１つ加えなければならないことが、評価の性能の視点である。性能の検証には、「信頼性」「妥当性」「精度」の３つの要素が

ポイントになる。

A. 信頼性

　一貫性があり、繰り返しが可能で、かつ結果の再現性がある方法を用いて意図した対象を測定する評価を信頼性の評価という。同じ対象から安定して同じ測定値を得る性能である。

　たとえば、住民の意見にばらつきがあった場合は、評価の信頼性はあるのだろうか。意見の変動によることで信頼性のないものになる。しかし、多くの意見の平均をとるなどの評価方法により信頼性は高められる。評価の時や場所が異なっても、同じ結果が得られれば信頼性が高いとされる。信頼性の指標として「クロンバックのα係数」「再検査法」「折半法」などがある。ここでは、一貫性のある反応を生み出す信頼性のある評価のあり方が求められる。

B. 妥当性

　評価の内容が本当に評価したいものを評価しており、当初の目的を達成するのに有用であると確信できる根拠を得る性能である。評価の内容に整合性があるか、あるいは、同一の条件に基づいて測定しているかどうかを確認するために、相互に比較することで妥当性は得られる。何か確定した基準となるものがあれば、それにどの程度近いかを判断すればよい。しかし、その基準を定めることは難しい。評価内容や質問の数が適性であるかどうか、評価の目的に照らして、評価の側面が評価尺度を網羅しているかで計ることができる。

　妥当性が低くなる例として、質問の内容が難しく質問の意図が回答者にうまく伝わらない場合がある[5]。

　信頼性と妥当性をわかりやすく図で表現すると**図11-2**のようになる。

C. 精度

　精度とは、再現性の尺度から見ると、信頼性と同じ性能を持つ。ここでは精度を正確度との関係から説明する。正確度とは、的に例えれば、的の中心と矢が当たった近さを意味するものであり、精度とは、矢の当たった範囲の大きさを示す。的の中心に近ければ近いほど正確度は高く、また、すべての矢が非常に狭い範囲に当たった場合は精度が高いといえる。精度

図 11-2　信頼性と妥当性の模式図

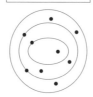

妥当性は高いが、
信頼性は低い

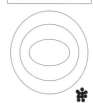

信頼性は高いが、
妥当性は低い

的は射ているが、射るたび　　いつも同じところに当たるが、
にずれる　　　　　　　　　　的はずれ

図 11-3　精度と正確度の模式図

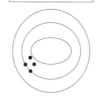

精度は高いが、
正確度は低い

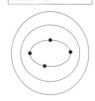

正確度は高いが、
精度は低い

いつも同じところに当たる　　的の中心を射ているが、射る
が、中心から離れる　　　　　たびにずれる

出典）日野原重明監修／萬代隆・藤田晴康・神田清子『看護に活
かすQOL評価』EBN books，中山書店，2003，p.48.

の高い測定は必ずしも正確度が高いとは限らないが、信頼性や妥当性の高いものを得るためには的を射ており、さらに中心から近く、限られた範囲内で測定できる評価性能を高めていく評価のあり方が重要である。**図 11-3**は、精度と正確度の違いをわかりやすく表現した図である。

　実際の質問項目から考えてみると、たとえば「この頃近所でのコミュニケーションはいかがですか？」という問いに、「1：とても良くなった」から「5：とても悪くなった」とある。これらの質問では、選択できる有効なカテゴリー数によって精度が制限される。3つのカテゴリー数の場合もあれば7つの場合もある。必ずしも、より多くのカテゴリーを用いることで精度が増すわけではない。数が増すことで、隣接するカテゴリーを選ぶ可能性が高くなり、同じ反応を一貫して選ばなくなるという意味で信頼性や精度が低くなることになる。このようにある程度、精度の高い評価を求めるには、妥当な数の設定が求められるし、意図する測定がより得やすくするために吟味され、工夫された正確度の高い評価を行うことが求められる[6]。

注)

(1) 日本地域福祉学会編『地域福祉事典』中央法規出版，1997，p.229.

(2) 定藤丈弘・坂田周一・小林良二編『社会福祉計画』これからの社会福祉 8，有斐閣，1996，p.183.

(3) 栃木県「市町村地域福祉計画策定ガイドライン」2003，pp.16-17.

(4) 定藤丈弘・坂田周一・小林良二編『社会福祉計画』これからの社会福祉 8，有斐閣，1996，p.182.

(5) 日野原重明監修／萬代隆・藤田晴康・神田清子『看護に活かす QOL 評価』EBN books，中山書店，2003，pp.47-50.

(6) フェイヤーズ，P. M. ＆マッキン，D. 著／福原俊一・数間恵子監訳『QOL 評価学—測定，解析，解釈のすべて』中山書店，2005，pp.33-34.

参考文献 ●岩谷力・飛松好子編『障害と活動の測定・評価ハンドブック—機能から QOL まで』南江堂，2005.
●田垣正晋『これからはじめる医療・福祉の質的研究入門』中央法規出版，2008.

▌理解を深めるための参考文献

●鈴木五郎『地域福祉の展開と方法—地域福祉活動実践の手びき』史創社，1981.

　近年、このように地域福祉がクローズアップされる以前の、現場実践に基づいた地域福祉の源流を理解できる貴重な 1 冊である。

●ピート，M. 著／田口順子監修『CBR 地域に根ざしたリハビリテーション—障害のある人の完全参加を目指すシステムづくり』明石書店，2008.

　途上国の障害を持つ者の社会参加を通じた、地域の開発をテーマにしたもので、本質的な住民の社会参加を示唆している。

●ハーシィ，P.，ブランチャード，K. H. ＆ジョンソン，D. E. 著／山本成二・山本あづさ訳『行動科学の展開—入門から応用へ：人的資源の活用』生産性出版，2000.

　副題として人的資源の活用とあるが、他者＝住民と力を合わせるという意味は本来どういうことなのかを科学的に説明してある。

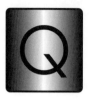

実際に評価を行った記録などを見たいのですが、たとえばどのような評価項目があるのかなど、参考になる具体例を教えて下さい。

具体的に、長野県松本市の城東地区における地域福祉計画の評価活動（記録）を紹介します。

テーマに対する評価項目は以下の6項目です。

①課題の抽出、②現在行っている活動、③解決策、④地域として取り組むこと、⑤どこまで進んだか・新たな課題はないか、⑥どの機関がいつまでにどう進めるか

以下、具体的な記録の一部を紹介します（表11-4）。

この具体例に関して参考になる点は、①「現在行っている活動」と「今後進めていくこと」とが明確であること。さらに、②今後の取組みに関して、「どの機関が」「いつまでに」「どう進めるか」と、より具体的に評価されていること。③「新たな課題」項目でわかるように、評価の積み上げができている点です。

表11-4　松本市城東地区地域福祉計画評価表（見直し評価）

テーマ	高齢者	
課題	• 一人暮らし者も含めた高齢者の増加 • 高齢者の実態がつかめない	
現在行っている活動	• 一人暮らしのところには月1回民生委員が訪問をしている • 広報を配布するときに声かけをし、直接手渡ししている • 現在4つの町会でボランティア活動あり	
解決策	• 隣近所のコミュニケーションを良くする努力 • 新聞、カーテン、電気などへの目配りと気配り、声かけ • 地区福祉大会での情報交換 • 先進町会の実践を学ぶ	
地域として取り組むこと	• 地区内のボランティアの養成と組織化の充実を図っていく • 中身の濃い福祉調査活動を行っていくため、独居高齢者世帯ならびに障害者を持つ家庭の実態を可能な限り調べる • 「福祉講座」「お達者会」など毎年実施している事業を充実して継続していく	
どこまで進んだか 新たな課題はないか	• 支えあいマップを作った • 組織化は町会単位では難しいので、隣近所のコミュニケーションを良くしていく	
どの機関がいつまでにどう進めるか	どこが	町会連合会
	いつまでに	平成20年〜24年まで
	どう進めるか	隣組の活性化を呼びかける

コラム　第三者評価

　大学には、教育研究活動の状況についての評価を行う仕組みがあり、評価を受けることが義務づけられている。また、病院では、病院機能についての体系的な審査が確立されており、診療報酬の請求まで影響するようになっている。いずれも第三者の評価である。福祉の領域では、福祉サービス第三者評価事業として、社会福祉基礎構造改革の一環として、福祉サービスの質の向上と利用者の選択に資するために行われるものと位置づけられている。これも当事者（事業者および利用者）以外の第三者による評価である。第三者とは、当事者ではないその他の関係者をいう。第三者の利点は、客観的な視点で見直すことができたり、自分たちで気づかなかったニーズを把握することができる。また、改善状況が把握しやすくなるため、その状況を次に活用できる。そういった意味で考えると、福祉計画の評価は第何者評価と言えるのだろうか。特に地域福祉計画は、第一者評価であったり第二者評価であったりするのではないだろうか。地域住民の主体的な関わりを期待しているということは、評価の場面では、自分たちのもの、また、自分をとりまく周辺関係者のものになる。

　ある市での計画評価の際、なかなか評価活動がうまく進まない地域が数ヵ所あった。ある地域では、外部の力（第三者）を借りて進めようとした。別の地域では、外部機能を拒んだところが発生した。うまく進まなくとも自分たちの力でやっていこうとしたのだ。福祉計画の評価のあり方の特徴は第三者評価の利点を活かしながら、「自分たちのもの」の意識の醸成となるものでなければならないと改めて思う。

第12章 地方自治体における福祉計画の実際

1. 市町村地域福祉計画の策定状況

A. 最近の調査から

地域福祉計画

厚生労働省の「市町村地域福祉計画策定状況等の調査結果概要」によると 2018（平成 30）年 4 月 1 日時点で市町村地域福祉計画を「策定済み」は 1,316 市町村で、全体の 75.6％となっている。

内訳をみると、市区部では策定済みが 90.9％と 9 割で策定終了しているが、町村部では 62.1％となっており、約 1.5 倍の差が生じている。

人口規模でみると、人口規模の大きな市町村ほど策定率が高い傾向にあり、「1 万人未満」の市町村の策定率が 5 割程度であるのに対して、「5 万人以上」の市町村はおおむね 9 割を超える策定率となっている。

このように、地域福祉計画に関しては市部と町村部によって策定の進み具合に大きな開きがあることがわかる（表 12-1）。

地域福祉計画の策定が求められ 20 年を迎えようとしているが、人口規模の小さい自治体による地域福祉計画策定の難しさが今も続いていることが浮き彫りとなっている。

表 12-1　市町村地域福祉計画策定状況について

	策定済み	策定予定	策定未定	計
市区	740	27	47	814
	90.9%	3.3%	5.8%	100%
町村	576	118	233	927
	62.1%	12.7%	25.1%	100%
計	1316	145	280	1741
	75.6%	8.3%	16.1%	100%

出典）厚生労働省「全国の市町村地域福祉計画及び都道府県地域福祉支援計画等の策定状況について（平成 30 年 4 月 1 日時点の状況調査結果）」(http://www.mhlw.go.jp/file/06-Seisakujouhou-12000000-Shakaiengokyoku-Shakai/0000102448.pdf) 2019 年 10 月 15 日検索。

B. 地域福祉計画とは

社会保障審議会福祉部会

社会保障審議会福祉部会「市町村地域福祉計画及び都道府県地域福祉支援計画策定指針に在り方について（一人ひとりの地域住民への訴え）」（2002〔平成 14〕年 1 月 28 日）によれば、地域福祉計画について、以下のように述べられている。

「市町村地域福祉計画は、地域住民に最も身近な行政主体である市町村が、地域福祉推進の主体である住民等の参加を得て地域の要支援者の生活上の解決すべき課題（生活課題）とそれに対応する必要なサービスの量、その現状を明らかにし、かつ、確保し提供する体制を計画定期に整備することを内容とする」

また、2018（平成30）年4月の社会福祉法一部改正により、「地域における高齢者の福祉、障害者の福祉、児童の福祉その他の福祉に関し、共通して取り組むべき事項」を一体的に定める、いわゆる「上位計画」としての位置づけられることになり（**図12-1**）、策定の「努力義務」化やPDCAサイクルに基づく継続的進行管理と、まさに地域福祉における重要な計画になっている。

社会福祉法

策定の人口規模については、策定指針の中に人口規模が大きな市町村は、管内を複数に分割するなどを行うことが望ましい、と述べられている（よい計画を作るには適正な人口規模がある、とも言える）。

こういったことから、地域福祉計画は「市町村行政が住民と一緒に、その地域（身近な生活圏域）の生活課題と解決策を考え、形にしていくもの」と考えることができる。

本来こういった、地域住民と一緒に考えていくという取組みは、大規模

図12-1　地域福祉計画と他の福祉関係計画との関係

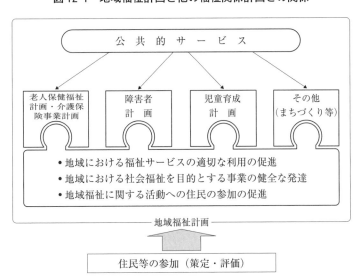

老人保健福祉計画
現、老人福祉計画。

注1）地域福祉計画は既存計画を内包し，かつ，その他の地域の生活課題にも対応する.
注2）既存計画による施策のみでは生活課題は解決せず，地域福祉活動と連結させるところに地域福祉計画の特徴がある.
注3）住民等は，地域福祉計画の策定や評価に参加することのみではなく，自ら地域福祉活動の担い手となる2つの役割を持っている.
出典）厚生労働省「市町村地域福祉計画及び都道府県地域福祉支援計画策定指針の在り方について」
　　　（http://www.mhlw.go.jp/shingi/2002/01/s0128-3.html）2002年1月28日検索.

な自治体よりも、行政と住民の距離が近い、小規模自治体のほうが得意とするところだと思われる。

だが現実は、調査に現れているように、小規模な自治体ほど計画策定が進んでいないことが明らかになっている。

本章では、策定が進んでいないことが明らかになっている、小規模な町村における地域福祉計画策定の実態を、1つの町を例に考察したい。

2. 地域福祉計画策定の実態（長野県山ノ内町の事例から）

本節では、実際に地域福祉計画を策定し、見直しを行った自治体の地域福祉計画策定の様子を通して、町村における計画策定の実態を考察する。

A. 山ノ内町地域福祉計画の位置づけ

[1] 山ノ内町の概要

山ノ内町は、長野県の北部にある村で、人口は約12千人。高齢化率が40%近くあり、高齢化が進んでいる町である。町は東西南北の4区と区内部の生活単位として16の行政区がある。高齢化が進んでいることもあり、身近な支え合いや助け合いが、地域の大きな課題になっている。

[2] 計画の位置づけ

山ノ内町地域福祉計画は、2005（平成17）年9月に宣言された「健康と福祉の町宣言」の理念を生かしつつ、第5次山ノ内町総合計画前期基本計画の施策を具体化する計画として位置づけられている。

また、健康づくりや高齢者、障害者、児童福祉などの分野別に策定されてきた計画（分野別計画）に基づく福祉などのサービスだけでは十分に対応できない、住民のさまざまな生活課題についても、行政や住民、関係機関、事業者などが相互に連携し、その解決に向けて協働の方向性を示していくことができるように必要な理念や施策を定めたものである（図12-2）。

地域福祉計画は、町の総合計画に基づく計画として位置づけられており、これら既存計画を内包する総合的な計画といえる。

「市町村地域福祉計画及び都道府県地域福祉支援計画策定指針の在り方について」（表12-2、社会福祉法107条）には、計画の目的や全体のレイ

市町村地域福祉計画及び都道府県地域福祉支援計画策定指針の在り方について

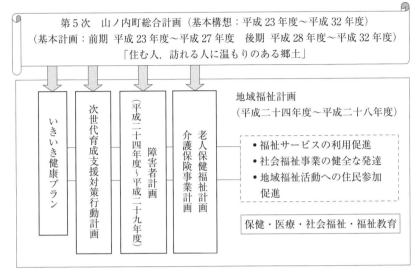

図12-2　地域福祉計画の位置づけ

第5次　山ノ内町総合計画（基本構想：平成23年度～平成32年度）
（基本計画：前期 平成23年度～平成27年度　後期 平成28年度～平成32年度）
「住む人，訪れる人に温もりのある郷土」

いきいき健康プラン

次世代育成支援対策行動計画

（平成二十四年度～平成二十九年度）障害者計画

老人保健福祉計画介護保険事業計画

地域福祉計画
（平成二十四年度～平成二十八年度）

• 福祉サービスの利用促進
• 社会福祉事業の健全な発達
• 地域福祉活動への住民参加促進

保健・医療・社会福祉・福祉教育

老人保健福祉計画
現、老人福祉計画。

出典）　山ノ内町地域福祉計画（2012）.

表12-2　「市町村地域福祉計画及び都道府県地域福祉支援計画策定指針の在り方について」より抜粋

• 地域福祉計画とは

　地域福祉計画とは、地方公共団体が地域福祉を総合的かつ計画的に推進することにより、社会福祉法に示された新しい社会福祉の理念を達成するための方策である。したがって地域福祉計画は、行政計画でありながら、福祉サービスにおける個人の尊厳の保持を基本に据えて、自己決定、自己実現の尊重、自立支援など住民等による地域福祉推進のための参加や協力に立脚して策定すべきである。

• 民生委員・児童委員の役割

　民生委員・児童委員については、民生委員法により「住民の立場に立って相談に応じ、援助を行う」こととされていることを踏まえ、地域住民の生活状態の把握、福祉サービスの情報提供等を基本として地域福祉計画の策定に参加するとともに、地域住民の福祉の増進を図る地域福祉活動の担い手の一人になることが期待される。

• 法定計画との関係

　地域福祉計画と市町村が既に策定している他の法定計画の対象分野とが重なる場合については、その既定の法定計画の全部または一部をもって地域福祉計画の一部とみなすことができることとする。この場合において、他の法定計画の全部または一部をもって地域福祉計画の一部とみなす旨を、地域福祉計画の策定段階において明らかにしておくことが必要である。

　なお、地域福祉計画と既存計画の重複する部分については既存計画が優先されることとすることが適当である。

アウトについて定められている。山ノ内町の地域福祉計画も、この指針などに沿って策定されている。

B. 第2期計画の策定

［1］ 計画期間

山ノ内町地域福祉計画の策定は、2012（平成24）年度から2016（平成28）年度を1期とした形で策定された。

［2］ 計画策定体制

策定指針では、行政全体での取組みと、地域住民による策定委員会の組織化や民生委員・児童委員の役割について、が記されている。

山ノ内町では保健福祉関係者16名で構成する、「地域保健福祉運営協議会」において検討された。庁内体制としては、担当部局および関係部局の担当者で構成された事務局が組織された。

地域福祉計画策定委員会

本協議会は、計画策定だけでなく、計画の検証・評価を行う組織（策定指針では「地域福祉計画策定委員会」と呼んでいる）として位置づけられている。

計画策定組織については、住民と行政組織が協働で取り組まなければ、よい計画は策定できない。そのため、行政内部としては、組織を横断した策定体制が望まれる。小規模町村では、場合によっては1人で計画策定を行うことになってしまうことから、複数で取り組むためにも、横断的な組織体制は重要といえる。

また、計画策定後の検証や評価を、どのように行うかも大きな課題であるため、策定段階で評価体制を明確に決めておくことも重要である。

［3］ 地域福祉の課題

民生委員・児童委員

また、地域の現状と課題を把握するために、民生委員・児童委員に対してアンケート調査を実施した。その結果、地域では身近な人とのつながりが確認できたと同時に、これからも隣近所のつながり（支え合い）を重視したい、との意向が確認された（図12-3）。

また、アンケート結果を整理したところ、山ノ内町における地域福祉の課題として、次のような項目が確認された。

①個人情報の保護との調整の難しさ

②地域福祉活動を支える人材の高齢化

③身近な買い物場所の喪失

図 12-3　民生委員・児童委員アンケート結果（抜粋）

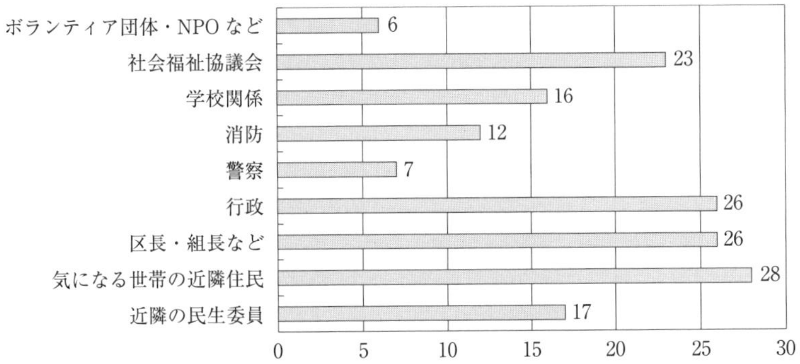

出典）　山ノ内町地域福祉計画（2012）.

④生涯学習活動を通し、皆で育む地域福祉の育成

　地域課題の把握は、計画策定において最も重要なところであり、そのためにはアセスメント作業がしっかりしていなければならない。どんな計画でもアセスメントがしっかりしていなければ課題設定がぼやけてしまうし、そうなると、その解決方法も中途半端になりやすい。

　山ノ内町は、地域のアセスメントにアンケート調査という一般的な手法を用いた。ただ、アンケート調査を行うにあたって、重視したことは「地域のつながりは本当に少なくなってきているのか」と「地域は隣同士のつながりあいを求めているのか」ということである。

　その結果は先に述べた通り、「地域には、まだまだ隣近所の助け合い・支え合いが残っており、これからも隣近所で助け合っていきたい」ということだった。「支え合い・助け合いが生きている今の地域を継続させるための課題はなにか」と、前提を明確にすることにより課題設定も明確になるし、その課題への対応（活動）も具体的になる。課題把握の方法はいろいろあるが、ぼんやりとした「困っていることはありますか」というよりも「○○についてどう感じていますか」という、方向性を明確にするやり方も（その地域によるとは思うが）有効であろう。

　また、調査対象者もポイントを絞って、地域の現状を把握している人に調査を行うことも1つの方法である。このあたりは、小規模な町村ならではと言えるかもしれない。

[4]　見直しの視点

　アンケート結果などをもとに、計画策定を行ったが、第2期計画策定にあたり、前回計画の見直しを行った。その結果、主に2つの点について見直し作業が進められた。

(1) 各計画の整理

前回計画の結果、山ノ内町では16の行政区で地区福祉計画を策定することになったが、見直しの結果、地区福祉計画の策定が進んでいないことが明らかになった。

これは、生活に身近な単位である、行政区で計画策定を行うということが地域住民にとって大きな負担になったこと。具体的な活動が伴わない計画策定では、住民にとって「計画策定が地域に与える変化」がイメージできなかったこと。この2つが大きな原因だと考えられた。

そのため、今回見直しの結果、地域福祉計画に基づく地区福祉計画は、町内4区で組織される「地域福祉推進協議会」に委ね、16の行政区では「地域支え合いマップ」の作成という、生活に密着した具体的な活動をもとに地域課題の収集や検討を行うことになった。

地域支え合いマップ
地域の要援護者や、それを支援する住民を落とし込んだマップ。策定過程で地域のつながりや地域課題等が把握できる。

地域福祉計画は、住民参加なくしては策定できないが、これは一方で参画する住民のプライベートな時間を使うことにつながる。あまり大きな負担がかかるようなレイアウトをつくると、参画そのものが敬遠されてしまう。そしてそれは、地域福祉への住民参加を遠ざけることにもつながりかねない。

住民参加による計画作りを行うためには、関わる人それぞれの負担を少なくし、無理のない形で取り組めるような仕組み作りが重要である。

また、具体的な活動を行い、計画を目に見えるようにしていくことも、わかりやすい計画作りには必要な要素と言える。

(2) 重点的取組みの明示

もう1つ大きな変更点として、地域福祉計画の中に「計画期間内における地域福祉の実現に向けての重点的な取り組み」を明示したことが挙げられる。

これは、地域福祉計画を策定する「地域保健福祉運営協議会」のメンバー（委員）構成が、前回策定時から変化したことが大きな要因である。

通常こういった協議会の委員は、どの町村でも保健や福祉の関係団体から選出されることが多く、策定指針でもそのことが触れられている。

山ノ内町も策定指針に沿った形で、議会や民生・児童委員協議会、公民館といった地域の実情をよく知る団体から委員が選定されている。

ただし、こういった団体からの選出は一方で、前回計画の策定経過がわかりにくくなるという面がある。

行政組織も同様で、人事異動などにより（たとえ引き継ぎをしていたとしても）、計画策定当初の意義や目的などを、策定の主体である住民（協議会委員）に、説明できなくなっている。

これらは、地域福祉計画策定後の評価をしづらくする原因にもなるため、山ノ内町では地域福祉計画の中に、計画期間内で実施する事項、計画期間内で検討する事項、計画期間内も継続する事項、将来に向けての検討課題、という区分で、具体的な取組事項を明示した（**表12-3**参照）。

計画策定後も、地域保健福祉連絡協議会は、毎年1回会議を開催し、具体的取組事項をもとに、計画の進捗状況の確認と評価を行っていく予定である。

こうすることによって、5年という計画期間の間に、評価者が変わったとしても、評価がしやすくなっている。また、評価方法を見える形にしたことで、策定に関係した関係者のみならず、住民すべてがそれぞれの評価を行うことができるため、多くの住民が関わりながら計画見直しを行うことができる、という効果も期待できる。

多くの人と協働しながら策定する地域福祉計画は、策定した後どのような方法で評価をしていくかを、地域住民だれにでもわかりやすく説明できる内容にすることが、よりよい計画作りのポイントになる。

表12-3　計画期間内における地域福祉の実現に向けての重点的な取組み

取組方針	取組内容
計画期間内で実施する事項	地域支え合いマップ作成支援
	各種サービスなどの情報提供
	山ノ内町地域福祉計画および保健福祉に係る分野別計画の進捗状況等の評価
	福祉教育に伴う学習会などの実施
計画期間内で検討する事項	地域福祉コーディネーターの育成・増員
	保健医療福祉基金の運用方法の構築
	ボランティアネットワークの構築
計画期間内も継続する事項	一人暮らし高齢者見守り事業
将来に向けての検討課題	東西南北4地区における地区福祉推進協議会の設置
	行政区ごとに計画する地区福祉計画の作成
	社会福祉協議会で計画する地域福祉活動計画の作成

出展）山ノ内町地域福祉計画（2012）.

C. 地域福祉計画の概要

こうした見直し作業を経て、2012（平成24）年度から2016（平成28）年度を計画期間とした山ノ内町地域福祉計画が策定された。

［1］基本理念

「世代を超えて地域で支えあう福祉で町づくり」

第5次山ノ内町総合計画の基本目標である「健やかで笑顔をつなげる元気づくり」を具体的な計画とするための基本理念として、前回計画の基本理念を踏襲した。

［2］基本的な方向

基本理念に基づき、多様な地域福祉の取組みをしていく上で、大切にしたい基本的な考え方を次のようにまとめた。

①人間性の尊重

個々の意思を大切にしながら、その人らしい生き方を実現できるよう地域社会で支える

②地域共生

一人ひとりが互いに担い手となり、受け手となる双方向の関係づくり

③多世代共生

年齢や障害、疾病の有無に関わらず、互いに交流し理解しあう機会の創出

④優しく温かく

支え合う一人ひとりが無理なくはじめることで、支え合いの活動が継続できる

［3］地域福祉の実現に向けて

基本理念と実現に向けた基本的考え方に基づき、地域福祉の実現に向けて具体的な取組みを、社会福祉法107条に定める事項に沿って整理をした。

(1) 地域における福祉サービスの適切な利用の推進に関する事項

（今後の取組み）

①山ノ内町地域福祉計画および保健福祉に係る分野別計画の進捗状況の評価

②福祉に関する情報提供の充実

③利用者の権利擁護

①については、前節で述べた。②はインターネットなどによる現在の情報提供を充実させる内容。③は、制度としては成年後見制度や、社会福祉協議会で行う日常生活自立支援事業などがある。

(2) 地域における社会福祉を目的とする事業の健全な発達に関する事項

（今後の取組み）

①民間事業者などの福祉サービス分野参入の支援

成年後見制度
日常生活自立支援事業

②社会福祉協議会との連携強化

③保健医療福祉基金の運用方法の構築

　①は、福祉サービス事業者の育成整備などについて。②は社会福祉協議会とのより一層の連携強化。③は地域福祉推進の原資となる資金確保についてうたわれている。

(3) 地域福祉に関する活動への住民の参加の促進に関する事項

（今後の取組み）

①地域福祉に係る生涯学習活動および啓発活動の充実

②地域福祉コーディネーターの育成・増員支援

③「地域支え合いマップ」の作成支援

④つつみ住民活動センターの活動支援

⑤福祉教育の充実

　①は将来的に東西南北4地区における地区福祉推進協議会設立に向けた取組み。②は今後の地域福祉推進の一翼を担う人材の育成について。③は高齢化の進む地域の支え合いをすすめ、将来的な「地区福祉計画」策定につなげるための具体的活動。④は社会福祉協議会で運営している地域福祉拠点の活用。⑤は地域福祉の次世代育成についてうたわれている。

D. 地域福祉計画に基づく具体的活動

　山ノ内町地域福祉計画（第1期）に記載された課題から生まれた具体的な実践活動を紹介したい。

　わくわく商店街（買い物支援）は、地域福祉の課題③「身近な買い物場所の喪失」から始まった実践活動で、町社会福祉協議会と地元の商店などが協働し、つつみ住民活動センター内に月2回食料品や衣料品などを販売する企画である。町内の高齢者は町社会福祉協議会で送迎している。毎回百人程度の利用者がいる。

　また、わくわく商店街は、高齢者のサロン活動の機能もあわせ持っており、買い物が終わった高齢者が帰りのバスを待つ間は、地域のボランティアがお茶を出すなどして、高齢者のふれあいの場となっている。

　これは、「世代を超えて地域で支えあう福祉で町づくり」という基本理念を実現するための課題の1つである「身近な買い物場所の喪失」を解決するための1つの取組みである。近年地方都市を中心に話題になっている「買い物弱者」対策であり、また地元商店やボランティアといった、世代を超えた支え合い、助け合いが実践活動に結びついた。

　このように、計画作りで終わるのでなく、具体的な事業として展開する

社会福祉協議会
社会福祉法109条に規定されており、地域福祉を推進することを目的とした民間組織。

買い物弱者
大型店舗の出店などにより、身近に買い物をする場所がなくなっている高齢者や障害者。以前は中山間地の問題が多かったが、近年都市部でもその傾向があり、問題になっている。

209

ことで、地域福祉計画策定による地域の変化を確認できる。

それによって、地域福祉計画は地域住民にとって身近な計画として位置づけられるとともに、地域福祉に対する関心を高めるきっかけにもなる。

E. 今後の見直しに向けて

現在、地域福祉計画は 2021 年度までの計画期間となっている。

その間、地域保健福祉運営協議会において、定期的な計画の進捗状況の管理や評価が行われていく予定である。

計画が計画策定で終わることなく、実際の活動に結びつけていくためには、先に述べた実践活動を行っていくこととあわせて、「自分たちの町を良くするためにはどうすれば良いか」という問いかけを、常に発信していく必要がある。

人の集まりでできる地域は、年とともにその様子を変えていく。ある年には問題にならなかった事柄が、1 年たつと大きな問題に変わっていくことも、ままある。

常に変化する地域を多面的に捉え、より良い地域にしていくためには、継続的な現状把握や評価が必要である。そのためには、計画策定期間や実践活動の中で得た人と人とのつながりを、どれだけ大切にし、行政や住民が地域を良くするために協働して、社会福祉法のいう「地域福祉の推進」に取り組み続けることが重要であろう。

参考文献　●山ノ内町「山ノ内町地域福祉計画（平成 19 年度～平成 23 年度）
●山ノ内町「山ノ内町地域福祉計画（素案）（平成 24 年度～平成 28 年度）

▌理解を深めるための参考文献
●厚生労働省「市町村地域福祉計画及び都道府県地域福祉支援計画策定指針の在り方について（一人ひとりの地域住民への訴え）」
また、ホームページには、本章で挙げた調査結果などが掲載されている。
●市町村の地域福祉計画
地域の違いが計画に現れていることもあるため、自分の住んでいる市町村だけでなく、他の市町村もチェックしてみると、違いがわかり、理解が進むのではないか。

ジェネリックポイント

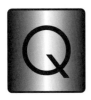

地域福祉計画が町村で策定が進んでいない理由には、どういったことが考えられるでしょうか。また、小地域での計画作りにはどういったやり方が考えられるでしょうか。

小規模な町村が地域福祉計画を策定するための大きな課題については本章１節でふれた通りですが、もう１つの要因としては「策定の必要を感じていない」といったことが考えられます。

　小さな自治体では、住民と行政の距離が近く、それこそ課題のある人や地域は職員の頭の中に入っているし、住民それぞれも、どこに誰がどのような生活をしているかを把握しているような町村もあります。

　そのような地域では、日常の中で「課題を把握し、実際の活動を行っている」ような状態ですので、あえて計画として具体化する必要を感じていないのかもしれません。優先順位が低い状態と言えるでしょう。

　とはいえ、地域福祉計画は地域福祉のグランドデザインであり、制度や仕組みの狭間にある生活課題にどう取り組んでいくかを宣言するものです。

　日常的に課題解決に取り組んでいる町村の場合は、むしろ「今自分たちが行っていることを、改めて文章化する」という、評価から始めてみるのも１つの方法だと思われます。

　地域住民と行政が、今取り組んでいる事を改めて「見える化」し、それを地域全体で確認することが、新たな課題発見につながり、地域福祉計画策定につながるものと思われます。現に取り組んでいること・わかっていることを記載するだけですので、時間もかかりません。

　地域福祉計画は、地域に住む人同士が、どのような関係作りをしていくか、いわゆる「過程」が重要です。

　現在の取組みを地域の方みんなで見直すだけでも、地域福祉計画策定のきっかけになるのではないでしょうか。

コラム 絵に描いた餅

　本章をまとめる中での1つのキーワードが「絵に描いた餅」である。

　第2期山ノ内町地域福祉計画を策定のきっかけが、「前回の計画は、あまりにいろいろなことを詰め込みすぎて、絵に描いた餅になってしまった」であり、「できることを少しずつやっていく」計画に変えていった結果が今回の計画であるという。

　福祉関係の計画は、地域福祉計画に限らない。

　個人の生活を支える計画は、ケアプランや個別援助計画など、さまざまなものがある。

　よい計画作りにはよいアセスメントが必要である。細かなアセスメントを行い、根拠を持った、理想論に傾きすぎない計画を立てることは、私たち福祉の専門職の務めである。

　ただ、一方で計画には多かれ少なかれ「絵に描いた餅」の要素は必要である。現実志向のみの計画は、目標に向かっていくための力に欠ける。

　根拠を持った計画を立てることと同じくらい重要なことは「絵に描いた餅」を、いかに「食べられる餅」に形作るか、理想と現実を（より理想に近づけて）実現するための思いと技術。私たち福祉の専門職が、目の前の人の生活を支えるために、忘れてはならない要素である。

国家試験対策用語集

解説文中の太字は国家試験で出題された箇所です。

アカウンタビリティ

〔accountability〕

「**説明責任**」と訳される。適切な情報の開示と説明は援助者の義務であり、それがあってはじめて利用者の自己選択・決定が実現する。

アクション・リサーチ

〔action research〕

実践（現場）と理論（研究）を結びつける実践的な研究手法である。実際に働きかけることによって行動が変化したり、問題の改善が図られたりしたことを調査する。その結果を元にフィードバックし、次に活かすなどの特徴がある。

一般会計

国の最も基本的な会計で、国が一般行政を進めるための主要な経費をまかなう会計。租税収入、日銀納付金などの税外収入、国債発行による収入を財源とする。特別の経理を必要とする「**特別会計**」に対し、基本的で重要な経費のすべてを含むものを「**一般会計**」という。地方公共団体においても、ほぼ同様の制度がとられている。

NGO（非政府組織）

〔non-governmental organization〕

政府から自立した組織として、一般市民が国境と国籍の違いを乗り越え自発的に参加・運営する国際協力団体のことをいう。現在において約 400 団体以上（外務省発表）が、教育、保健医療、農村の開発、環境保全、子どもや女性を対象にした事業を中心に、さまざまな国で協力活動を行っている。

NPO 法（特定非営利活動促進法）

福祉、環境、まちづくりなどさまざまな分野でボランティア活動をはじめとした**市民レベルの非営利活動が活発化してきた状況を鑑み 1998（平成 10）年12 月 1 日に施行された**。特定非営利活動法人について規定されており、法人格を取得することによって、その活動の健全な発展を促進し、公益の増進に寄与することを目的としている。

NPO 法人（特定非営利活動法人）

〔non- profit organization〕

利潤追求とは異なる公共の福祉向上を使命とする民間組織のこと。その特徴として、①組織化されていること、②民間であること、③利益分配をしないこと、④自己統治・自己決定していること、⑤自発的であること、⑥非宗教的であること、⑦非政治的であること、が挙げられる。1998（平成 10）年に**特定非営利活動促進法（NPO 法）**が成立し、ボランティア団体などの任意団体は、法人格を比較的容易に取得できるようになり、社会的な権利が認められるようになった。

応益負担

社会福祉サービスの利用負担をそのサービスの受益に応じて負担すること。資源の配分効果が強いといわれている。

応能負担

社会福祉サービスの利用負担を各人の支払い能力に応じて負担すること。所得再分配の効果が強いといわれている。

介護保険事業計画

介護保険法116条に介護保険事業計画の基本指針として、厚生労働大臣は、「介護保険事業に係る保険給付の円滑な実施を確保するための基本的な指針」を定めている。この基本指針に基づき、市町村においては、**市町村介護保険事業計画**を、また都道府県には、**都道府県介護保険事業支援計画**を策定することが義務づけられている。

介護保険法

1997（平成9）年に制定された介護を必要とする高齢者等に必要な保険給付を行うことを規定した法律であり、2000（平成12）年4月から施行されている。その後、2005（平成17）年の改正において、要介護状態となった高齢者等の「尊厳の保持」が明確に謳われたほか、①予防重視型システムへの転換、②利用者負担の見直し、③新たなサービス体系の確立、④サービスの質の確保・向上、⑤制度運営・保険料の見直し、などが図られた。**なお、市町村に対し、市町村介護保険事業計画を策定または変更しようとするときは、あらかじめ都道府県の意見を聴くことを義務づけている。**

ガイドライン（参酌標準）

いろいろな事情、条件等を考慮に入れて参照し、判断することをいう。具体的には介護保険事業計画の参酌基準は、「介護保険事業に係る保険給付の円滑な実施を確保するための基本的な指針」である。

共同募金

全国的に実施されている募金活動。**第一種社会福祉事業**に位置づけられている。**寄付金は県内において配分されるが、災害支援の場合は例外**とされている。期間は、**10月1日～12月31日**である。

現業員

福祉事務所において業務を直接担当している職員。一般に地区担当員またはケースワーカーと呼ばれる。要保護者の相談援助等に応じる専門職であり、社会福祉主事の資格が必要とされている。

健康保険法

1922（大正11）年制定の健康保険に関する法律。同法の目的は、労働者の業務外の事由による疾病・負傷・死亡・出産に関して保険給付を行い、労働者の被扶養者に対しても、同様の保険給付を行うことにある。保険者、被保険者、保険給付、保険・福祉事業、費用負担、健康保険組合連合会、不服申立、罰則などについて定めている。

広域連合

地方自治法が規定する**特別地方公共団体**である「地方公共団体の組合」の一種。多様化する広域行政需要に柔軟かつ効率的に対応するために設けられる。都道府県と市区町村の区域をこえることが可能な点、国や都道府県からの直接の権限委任が可能な点などに特色がある。福祉の領域では、**介護保険事業に関する市町村による広域連合**の例が目立っている。

厚生労働省

中央省庁等の改革に伴い、2001（平成13）年に厚生省と労働省が統合して設置された中央行政機関。社会福祉、社会保障、公衆衛生、労働環境の整備、職業の安定、人材の育成といった施策の総合的・一体的な推進を図ることを目的としている。社会保障・社会福祉の主要な事務事業を所管する省である。

厚生労働省の組織

厚生労働省の内部部局として、大臣官房のほか、医政局、健康局、医薬食品局、労働基準局、職業安定局、職業能力開発局、雇用均等・児童家庭局、社会・援護局、老健局、保険局、年金局の11局および政策統括官がある。その中でも、**社会福祉行政**は、主に雇用均等・児童家庭局、社会・援護局、老健局で行われている。

高齢者生活協同組合

1995（平成7）年三重県での設立が始まりとされ、現在35都道府県で設立、うち31組合が生協法人の認可を受けている。「仕事」、「福祉」、「生きがい」が活動の3本柱である。高齢者の社会参加と地域福

社の充実を結んで取り組んでいる。加入時において基本的に年齢制限はない。

子ども・子育て応援プラン

2004（平成 16）年、少子化社会対策会議決定「少子化社会対策大綱に基づく重点施策の具体的実施計画について」のこと。2002（平成 14）年の「少子化対策プラスワン」とともに、**次世代育成支援対策行動計画策定**（2005 年から 10 か年計画）にあたってのガイドラインを提示している。

子ども・子育て関連 3 法

「子ども・子育て支援法」「就学前の子どもに関する教育、保育等の総合的な提供の推進に関する法律の一部を改正する法律」「子ども・子育て支援法及び就学前の子どもに関する教育、保育等の総合的な提供の推進に関する法律の一部を改正する法律の施行に伴う関係法律の整備等に関する法律」。幼児期の学校教育・保育、地域の子ども・子育て支援を総合的に推進することを趣旨として、認定こども園制度の改善や地域の実情に応じた子ども・子育て支援の充実等を内容とする。

子ども・子育て支援法

2012（平成 24）年に制定された法律。その目的は、子ども・子育て支援給付その他の子どもの養育者に必要な支援を行い、子どもたちが健やかに成長することができる社会の実現に寄与することにある。同法では、**市町村は、5 年を一期とする「市町村子ども・子育て支援事業計画」**を策定するものとされている。また、都道府県は、5 年を一期とする「都道府県子ども・子育て支援事業支援計画」を策定するものとされている。

コミュニティ・アクション

〔community action〕
地域づくりの活動を総じて言う。地域づくりには健康や環境、教育などさまざまな分野の取組みがあり、また活動の目的も地域の課題発見や地域の価値を高める活動など幅が広い。この概念の目標は、地域の活性化を図る具体的な行動である。

コミュニティ・オーガニゼーション

ソーシャルワークの技術の 1 つで、間接援助技術に位置づけられる。地域を対象とする援助であることから地域援助技術ともいう。この定義は変遷しており、「ニード・資源調整説」「インターグループワーク説」「地域組織化説」「地域開発・社会計画・ソーシャル・アクションの 3 つのモデル」などが挙げられる。

コミュニティ・ケア

〔community care〕
さまざまな問題を抱えた人を、施設ではなく地域において支援していこうとする考え方や取組みを指す。地域で支援するためには、福祉のみならず、多くの社会資源のネットワーク化が必要となる。

コミュニティ・ディベロップメント

〔community development〕
ソーシャルワークの技術である間接援助技術に位置づけられる。地域を対象とする援助であることから地域援助技術ともいう。ソーシャルワークの技術領域では「地域資源開発援助活動」であり、一般的に「社会開発」とも訳される。地域社会の開発に包含されることは、住民主体の地域福祉を支える関わりのあり方を探ることが大切である。

ゴールドプラン 21（今後 5 か年間の高齢者保健福祉施策の方向）

新ゴールドプランに続き、1999（平成 11）年に策定された 2004 年度までの整備構想。サービス供給量目標は、訪問介護 225 百万時間（35 万人）、訪問介護／訪問介護ステーション 44 百万時間（9900 か所）、通所介護／通所リハビリ 105 百万回（2.6 万か所）、短期入所生活介護／短期入所療養介護 4785 千週（9.6 万人分）、介護老人福祉施設 36 万人分等。

財政力指数

地方公共団体の財政力を測定するための指標となる数値。地方交付税の算定に用いる基準財政収入額を基準財政需要額で除して得た数値で、過去 3 年間の平均値が用いられる。この数値が大きい地方公共団体ほど財政力が強いとされる。地方公共団体の行う

事業に対する国の補助・負担割合の算定、財政援助対象団体の選定などの基準に使用される。

査察指導員
福祉事務所において所長の指揮監督を受けて、現業員の指導監督を行う職員。スーパーバイザーの訳語。いわば「ケースワーカーのケースワーカー」として管理、教育、支持の3つの機能が求められる。

三位一体改革
国と地方の財政関係の改革。①**国から地方への補助負担金の削減**、②**地方交付税の抑制**、③**地方への税源の移譲**の3つの柱を、同時並行的に進めていくという意味で三位一体改革と呼ぶ。

次世代育成支援対策推進法
急速な少子化の進行に対応するために、国、地方公共団体、事業主および国民の責務を明らかにした法律。国、地方公共団体、事業主（労働者数が300人を超えるもの）は、それぞれ、次世代育成支援対策のための行動計画をたてることが義務づけられている。

自治型地域福祉
地方自治との関係の中で、地域において住民のために行われる活動をいう。たとえば「地域福祉計画」策定においては、活動を通して「新たな公共」と協働社会を創り上げていくこと等である。

自治事務
地方公共団体の事務で、法定受託事務以外のもの。具体的には、都市計画の決定や病院・薬局開設への許可、**就学に関する事務**等で、国は地域の特性に合った事務処理ができるように配慮しなければならない。1999（平成11）年に**団体委任事務**が廃止され、これに再編成された。

市町村地域福祉計画
社会福祉法4条において地域福祉の推進が示され、その具体的な方策として同法107条に**市町村地域福祉計画**が規定されている。107条において、市町村は、地域福祉の推進に関する事項として、①地域における高齢者の福祉、障害者の福祉、児童の福祉、

その他の福祉に関し、共通に取り組むべき事項、②**地域における福祉サービスの適切な利用の推進に関する事項**、③地域における社会福祉を目的とする事業の健全な発達に関する事項、④地域福祉に関する活動への住民の参加に関する事項、⑤包括的な支援体制の整備に関する事項を一体的に定める計画（**市町村地域福祉計画**）を策定し、または**変更しようとするときは、あらかじめ、住民、社会福祉を目的とする事業を経営する者その他社会福祉に関する活動を行う者の意見を反映させるために必要な措置を講ずるとともに、その内容を公表するものとされている**。

市町村保育計画
市町村が保育サービスの提供に関して策定する計画のこと。児童福祉法では、保育の需要が増大している市町村にその計画の**策定が義務づけられている**。

指定管理者
普通地方公共団体（以下、地公団）が公の施設の管理を行わせるために、**期間を定め、当該地公団の議会の議決を経て指定する団体**（地方自治法244条の2）。公の施設の管理を効率化し経費節減するために、2003（平成15）年の同法改正により、**地公団が出資する法人等だけでなく、民間事業者やNPO等も指定できるようになった**。

児童相談所
都道府県・政令指定都市に必置。児童に関する家庭その他からの相談のうち、専門的な知識および技術を必要とするものに応じる役割や、必要な判定・指導、児童の一時保護の実施等を業務とする。また、市町村に対し必要な援助・相互間の連絡調整等や障害者総合支援法に規定する業務等も実施する。また児童福祉法には、児童相談所長の役割や採るべき措置が規定されている。

児童福祉司
児童相談所で中核的な役割を果たす任用資格である。当該区域において、児童の保護その他の児童の福祉に関する事項について、相談に応じ、専門的技術に基づいて必要な指導を行う等児童の福祉増進に努めることを職務とする。なお、医師や**社会福祉士**

であることなど、いくつかの任用条件が定められている。

児童福祉法
児童保護だけにとどまらず、児童における「福祉」を助長しなければならないとして、1947（昭和22）年12月に制定・公布され、翌年実施された。それまでの児童保護に関する立法である「児童虐待防止法」や「少年保護法」などを吸収した総合立法である。2008（平成20）年の改正により、子育て支援事業および家庭的保育事業を法律上に位置づけ、里親制度の改正や小規模住居型児童養育事業の創設等が定められた。

シーボーム報告
1968年、イギリスにおいて社会福祉制度の改革を打ち出した報告。関連する各部門に関わるソーシャルワーカーが、別個ではなく、統合された1つの部門の所属になり活動することが示され、パーソナル・ソーシャル・サービスの社会的諸問題全般にわたって責任を負うべきであると主張されている。

社会福祉協議会
社会福祉法109条で「地域福祉の推進を図ることを目的とする団体」と位置づけられた、社会福祉法人である。各都道府県、区市町村に設置されている。なかでも、高齢者福祉への取組みには、**日常生活の見守りや支援を必要とする人びとを、近隣で連携して支え合う、小地域ネットワーク活動**がある。行政庁の職員は市町村社協の役員になることができるが、役員総数の5分の1を超えてはならないことが規定されている。

社会福祉法人
社会福祉法に定められた、社会福祉事業を行うことを目的とするために設立された法人。**社会福祉事業に支障がない限り、公益事業または収益事業ができる。**必ず、理事、監事を置かなければならず、法人運営に係る重要事項の議決機関は評議委員会である。**社会福祉法人は介護サービス事業を実施する上で、特定非営利活動法人に比べ、法人税の取り扱いが優遇されている。**

社会保障関係費
国や自治体の予算の中で、社会保障に関する支出をまとめた勘定科目のこと。この関係費の内容は、「生活保護費」、「社会福祉費」、「社会保険費」、「保健衛生対策費」、「失業対策費」である。

社会保障給付費
社会保障や社会福祉等の社会保障制度を通じて、国民に給付される金銭またはサービスの合計額のこと。社会保障給付費の範囲は、ILO（国際労働機関）が定めた基準に基づいている。部門別にみると、「医療」「年金」「福祉その他」に分類してある。

社会保障審議会
厚生労働大臣や各機関大臣の諮問に応じて**社会保障や人口問題などの重要事項を調査審議し、関係行政機関に意見を述べることのできる**ほか、児童福祉法、身体障害者福祉法、医療法等の規定による厚生労働大臣からの諮問に対する意見提出を行う審議会である。医療保険福祉審議会、身体障害者福祉審議会、中央社会福祉審議会、中央児童福祉審議会、年金審議会等が2001（平成13）年の省庁再編に伴い統合し、再編成された。

住民参加型在宅福祉サービス
住民によって行われる有償の在宅福祉サービスのこと。その形態は、「住民互助型」「社協運営型」、「生活協同組合型」などがある。1980年代に不足する在宅サービスを補う形で大きく発展してきた。活動は市民の自発的なものであり、非営利性、有償性、互酬性、会員制などが特徴である。

障害者基本計画
障害者基本法に基づき、政府が策定する障害者のための施策に関する基本的な計画。**都道府県および市町村は障害者基本計画を基本とし、それぞれ都道府県障害者計画、市町村障害者計画の策定義務を負う。**障害者基本計画は、障害者政策委員会が実施状況を監視する。

障害福祉計画
障害者総合支援法に規定される事項であり、国の定

める基本指針に即して、市町村および都道府県は、障害福祉サービスや地域生活支援事業等の提供体制の確保に関する計画を定めることとされている。障害福祉計画の作成は3年を1期としており、障害者基本法に基づく計画等と調和を保つこととされている。

消費生活協同組合

消費生活協同組合法に基づいて設立された法人である。同じ地域（都道府県内に限る）に住む者、または同じ職場に勤務する者が、生活の安定と生活文化の向上を図るため、相互の助け合いにより自発的に組織する非営利団体である。介護保険事業や家事援助・配食サービスなどの福祉事業などを行っている。

審査請求

行政不服申立ての一種。行政庁の違法・不当な行為または不作為に対して、処分庁または不作為庁以外の行政庁に審査を求める手続をいう。処分庁自身に対して行う再調査の請求とは異なる。**生活保護法では裁決すべき期間を50日以内**と定めたり、**介護保険法等では口頭での審査請求を認める**など特別規定を設けている。

身体障害者更生相談所

身体障害者福祉法11条に基づき、身体障害者の更生援護の利便のため、および市町村の援護の適切な実施を支援するために設けられる機関。**都道府県には必ず設置し、身体障害者福祉司を配置しなければならない。市町村には任意設置**とされている。身体障害者の福祉に関して必要な相談、指導、判定業務などを行う。

身体障害者福祉司

身体障害者福祉法11条の2に規定されている。**身体障害者更生相談所には必置、市町村の福祉事務所には任意設置。身体障害者に関する専門的相談・指導**にあたる。

政令指定都市

単に「**指定都市**」、「**政令市**」ともいう。地方自治法の規定により、政令で指定される人口50万人以上の市のこと。大都市行政の合理的かつ能率的な運営を図るため、大都市に関する特例として、事務配分や行政監督などの点で、通常の市とは異なる取扱いがなされている。

総計予算主義

地方公共団体の予算の考え方であり、地方自治法210条に「一会計年度における一切の収入及び支出は、すべてこれを歳入歳出予算に編入しなければならない」と規定されている。

措置費

法律に基づいて、**措置権者（行政行為の主体）である都道府県または市町村がとるべき福祉の措置に要する費用**のこと。事務費と事業費からなる。

第三セクター

日本においては、行政と民間の共同出資による事業体のことをいう。しかし外国においては、ボランティアやNPOなどの市民による団体のことを指す場合が多い。

タスクゴール

〔task goal〕
地域援助技術の評価過程において、目標が達成できたか否かを測ることをいう。課題の達成度や財政効果の程度、住民のニーズの充足度、援助に関わった機関や団体の貢献度などを確認する。

地域自治区

条例で定めた区域のこと。市町村長の権限に関する事務を分掌させ、地域住民の意見やニーズを反映させつつ対応することを目的としている。

地域主権改革

地域のことは地域に住む住民が責任を持って決めることのできる活気に満ちた地域社会を構築していくことを目指している。国が地方に優越する上下の関係から対等なパートナーシップの関係へと転換するとともに、明治以来の中央集権体質から脱却し、この国のあり方を大きく転換していくものである。このような改革に関する施策を検討するため、2009（平成21）年11月、内閣府に地域主権戦略会議が

設置された。

地域福祉計画
<small>ち いきふくし けいかく</small>

社会福祉法に規定されている事項であり、市町村地域福祉計画および都道府県地域福祉支援計画からなる。計画の策定にあたっては、各地方自治体が主体的に取組み、地域住民の意見を十分に反映し、地域福祉を総合的に推進するものとされている。

地域包括支援センター
<small>ち いきほうかつ し えん</small>

2005（平成 17）年の介護保険法改正により創設された、高齢者の生活を総合的に支える拠点としての機関。総合的な相談窓口／権利擁護、予防給付・介護予防事業のケアマネジメント、包括的・継続的マネジメントの支援（地域の介護支援専門員の資質向上のための、事例検討会や研修の実施、制度や施策等に関する情報提供等）がその役割。社会福祉士、主任介護支援専門員、保健師等が配置される。

知的障害者更生相談所
<small>ち てきしょうがいしゃこうせいそうだんじょ</small>

都道府県および指定都市に設置が義務づけられている。18 歳以上の知的障害者の医学的、心理学的および職能的判定・指導、相談のほか、市町村福祉事務所が知的障害に関して実施している各種相談の指導など、専門的・技術的支援を提供している。

知的障害者福祉司
<small>ち てきしょうがいしゃふくし し</small>

知的障害者福祉法（10 条）において、都道府県は、知的障害者の福祉に関する事務をつかさどる職員（知的障害者福祉司）を置かなければならないとある。知的障害者福祉司は、知的障害者の福祉に関する相談を受け付けたり、日常生活などの指導、福祉事務所の所員に対し技術的指導を行う。

地方交付税交付金
<small>ち ほうこう ふ ぜいこう ふ きん</small>

国の財政制度の１つで、地方公共団体の税収入の不足をカバーしたり、また行政サービスを実施するためや地方公共団体間の財源の格差を調整するために国から配分される交付金のこと。

地方財政健全化法
<small>ち ほうざいせいけんぜん か ほう</small>

地方公共団体の財政再建を促進し破綻を防止するために、2007（平成 19）年に制定された法律。正式

名称は「地方公共団体の財政の健全化に関する法律」。この法律は、地方公共団体の財政の健全性に関する比率の公表制度を設け、当該比率に応じて、地方公共団体が財政健全化計画、財政再生計画、公営企業の経営健全化計画を策定する制度などを定めている。

地方自治法
<small>ち ほうじ ち ほう</small>

地方公共団体の組織構成や運営に関する大綱を定めた法律。地方分権一括法が 2000（平成 12）年 4 月に施行され地方分権改革との関連で、この法律は改正地方自治法とも呼ばれる。この改正によって機関委任事務は廃止された。

地方分権
<small>ち ほうぶんけん</small>

国が保有している事務や権限を、地方公共団体に委譲ないし配分することをいう。地方の政治行政に自己決定・自己責任の原則を確立することでもある。中央集権に対する用語。1980 年以降、社会の潮流や財源の逼迫などを背景に、地方分権の動きが加速し始め、1999（平成 11）年に地方分権一括法が成立し、さらに地方分権化が促進された。

地方分権一括法（地方分権の推進を図るための関係法律の整備等に関する法律）
<small>ち ほうぶんけんいっかつほう　ち ほうぶんけん　すいしん　はか　かんけい　ほうりつ　せい び とう　かん　ほうりつ</small>

地方分権の柱として 1999（平成 11）年に成立し、2000（平成 12）年 4 月から施行された法律。住民にとって身近な行政をできるだけ地方が行うこととしている。また、地方公共団体の自主性と自立性を高め、個性豊かで活力に満ちた地域社会の実現を目的としている。

地方分権改革推進法
<small>ち ほうぶんけんかいかくすいしんほう</small>

地方分権改革を総合的かつ計画的に推進することを目的とした法律。国が地方分権の推進のために、地方公共団体に対する国の負担金、補助金等の支出金、地方交付税、国と地方公共団体の税源配分等の財政上の措置の在り方について検討を行うものとする（6 条）となっている。2006（平成 18）年公布。

中核市
<small>ちゅうかくし</small>

政令指定都市以外の当該市の事務権限を強化し、地域行政の充実を図る制度。当該市および都道府県議

会の議決を経て、政令で指定される。**人口20万人以上で規模・能力が比較的大きな都市を対象とし、**政令指定都市が処理できる事務のうち、都道府県が一体的に処理すべきとされた事務以外を処理する。たとえば、福祉、衛生、まちづくり等を処理でき、保健所や児童相談所も設置できる。

特別会計
とくべつかいけい

特別な目的のための歳入・歳出について、**一般会計とは区別して財政資金を扱う会計**。財政法上、国の特別会計を設ける場合は、国が特定の事業を行う場合、特定の資金を保有して運用する場合、その他特定の歳入を特定の歳出に充てる場合に限られる。地方公共団体でも、条例でこれを設けることができる。

特別区
とくべつく

地方自治法が規定する特別地方公共団体の一種で、都に置かれる区のこと。東京都の23区がこの例である。原則として、市に関する規定が適用され、市と同様の取扱いを受ける。ただし、**大都市行政の統一性や一体性を確保するため、**事務配分、都と区の相互関係、区相互の関係等の点で、**市とは異なる特殊な取扱いがなされている。**

特例市
とくれいし

2014（平成26）年の地方自治法改正により、廃止され、中核市の制度に統合された。かつては、政令で指定された人口20万人以上の市であり、**特別区、政令指定都市、中核市**の制度と並ぶ大都市制度の一種であった。**特例市**は、中核市が処理できる事務のうち、特例市において処理することが適当でない事務以外の事務で政令が定めるものを処理していた。

都道府県地域福祉支援計画
とどうふけんちいきふくししえんけいかく

広域的な見地から、**各市町村の地域福祉計画の達成を支援するために、都道府県に課せられた計画。**社会福祉法108条に規定されている。

費用徴収基準額
ひようちょうしゅうきじゅんがく

社会福祉施設のサービス提供に要する経費を、本人または扶養義務者から徴収する際の基準となる額を

いう。その基準額は毎年改定され、措置費の国庫負担額を算定する基礎となるものである。

フィランソロピー
〔philanthropy〕

語源的には「人間愛」「慈善」の意味を持ち、現代の日本では「**企業による社会貢献活動**」「**慈善的な寄付**」を指す。近年、企業の社会的責任に関心が高まる中で、**社会貢献**もその中に位置づけられ、この活動の必要性が認識されてきている。

福祉医療機構
ふくしいりょうきこう

厚生労働省所管の独立行政法人であり、**社会福祉事業施設および病院、診療所等の設置等に必要な資金の融通ならびにこれらの施設に関する経営指導、社会福祉事業に関する必要な助成、社会福祉施設職員等退職手当共済制度の運営**などを主に行う。前身は社会福祉・医療事業団。

福祉教育
ふくしきょういく

国民全体に福祉についての関心を促し、福祉活動に参加することを求めて行われる啓発・教育活動のこと。

福祉公社
ふくしこうしゃ

市町村が在宅福祉サービスの提供機関として、その設立や運営に積極的に関与している団体のこと。東京都武蔵野市が1981（昭和56）年に日本で初めて有償在宅福祉サービス事業を始めたのが契機となり全国に広がった。行政の枠を超えた新しい在宅福祉サービスの開発と展開ができるという柔軟性がある。

福祉コミュニティ
ふくし

地域住民の福祉の確保を目的として作られたコミュニティのことで、一般地域的コミュニティに対してサブ・コミュニティの位置をもつ。コミュニティの成員は、一般地域的コミュニティは全住民だが、福祉コミュニティは福祉に関心を共有する人びとになる。

福祉事務所
ふくしじむしょ

住民に直結した福祉サービスの行政機関である。業

務は福祉六法に定める援護、育成、更生の措置に関する事務を行う。都道府県福祉事務所は生活保護法、児童福祉法、母子及び父子並びに寡婦福祉法の三法に関する事務をつかさどり、市町村福祉事務所は三法に加えて老人福祉法、身体障害者福祉法、知的障害者福祉法のすべての事務を行う。

福祉組織化

地域におけるニーズを解決していくために、問題を抱える当事者を中心として福祉機関・団体、施設などを組織化すること。岡村重夫は、「福祉組織化」と「一般地域組織化」をともに地域福祉の構成要素としている。

婦人相談所

売春防止法に基づき設置された機関である。家族の問題や妊娠や出産、配偶者からの暴力など女性が抱える問題全般について、婦人相談員など専門の相談員が、電話や面接での相談に応じる。必要に応じて一時保護も行う機能もある。**2002（平成14）年4月1日から、配偶者暴力相談支援センターの機能も担っている**。

プロセスゴール

〔process goal〕
地域援助技術の評価過程において、計画の立案から実施に至るまでの住民の参加意識や連帯感、機関や団体の協働体制などを確認することをいう。

平成の市町村大合併

2000（平成12）年の行政改革大綱以降、特に行われている市町村合併のこと。2005（平成17）年3月を期限とする「合併特例法」によって合併に拍車がかかった。財政力の強化という側面もあるが、一方、住民サービスの低下や地域間格差を懸念する声もある。

法定受託事務

地方公共団体の事務で、**国（または都道府県）が本来果たすべき役割に係るもので、国（または都道府県）において適正な処理を特に確保する必要がある**ものとして法律・政令で特に定めるもの。具体的に

は国政選挙や国道・河川の管理、**生活保護の決定かつ実施、パスポートの発給に関する事務**等が挙げられるが、地方分権という観点から、その数の減少が求められる。

保健所

地域保健法（前身は保健所法）に基づき都道府県、政令指定都市、中核市その他指定された市または特別区が設置する、疾病の予防、健康増進、環境衛生など、地域公衆衛生活動の中心となる公的機関のこと。

民生費

地方公共団体が社会福祉行政を推進するために要する経費のこと。地方公共団体の歳出のうち、福祉関係の経費の支出項目は、**民生費**という項目でくくられる。その**目的別内訳は社会福祉費、老人福祉費、児童福祉費、生活保護費、災害救助費**から構成されている。

メセナ

〔mécénat〕
フランス語で「芸術・文化の擁護」という意味から、日本では、特に企業による**芸術・文化の支援活動**を指す。**企業の社会貢献活動**として、1980年代後半から劇場・美術館の設立・運営など、多くの企業でさまざまな活動が取り組まれたが、近年の不況でその活動は伸び悩みをみせている。

リレーションシップゴール

〔relationship goal〕
地域福祉計画の評価を行う際の1つの目標である。現状のあり方にどの程度の変化をもたらしたかという地域社会の変革を目標とする。縦割り構造の行政改革や地域分権の推進に向けた住民権の変化などを目指す。

老人福祉計画

わが国では、**老人福祉法**において、介護保険法における介護保険事業計画と一体的に作成するものとされている。

（太字で表示した頁には用語解説があります）

228

福祉行財政と福祉計画［第4版］
　─社会福祉行財政　福祉計画
【社会福祉士シリーズ10】

2009(平成21)年 5 月15日　初　版 1 刷発行
2013(平成25)年 2 月28日　第 2 版 1 刷発行
2016(平成28)年 2 月28日　第 3 版 1 刷発行
2020(令和 2)年 4 月15日　第 4 版 1 刷発行

編　者　池村正道
発行者　鯉渕友南
発行所　株式　弘文堂　　101-0062　東京都千代田区神田駿河台1の7
　　　　会社　　　　　　TEL 03(3294)4801　　振替 00120-6-53909
　　　　　　　　　　　　https://www.koubundou.co.jp
装　丁　水木喜美男
印　刷　三美印刷
製　本　井上製本所

ISBN978-4-335-61205-3

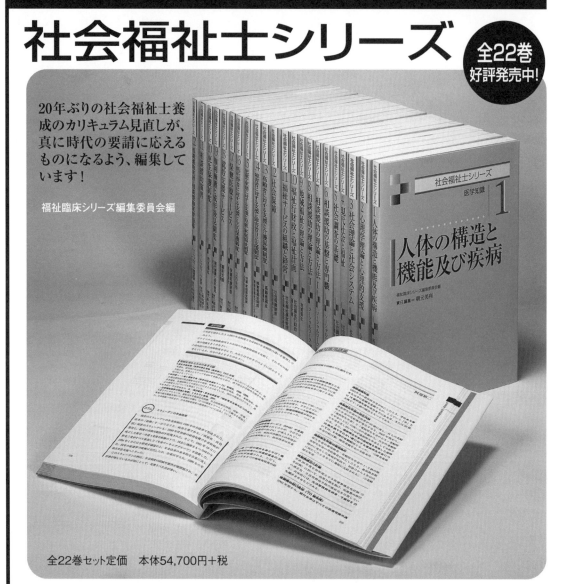

国家試験科目全巻に「国家試験対策用語集」を収録。

福祉臨床シリーズ編集委員会編

◉ = 2020年1〜3月　改訂

精神保健福祉士シリーズの特徴

Ⅰ　新カリキュラムに準拠しながら、ソーシャルワークの観点が貫かれていること

　本シリーズは、新しい精神保健福祉士の養成カリキュラムに準拠し、できるだけ精神保健福祉士の養成機関で使いやすい編集を行っています。

　また、それだけではなく、精神科ソーシャルワークの視点から、臨床現場の仕事のおもしろさや大変さ、今後の課題などを盛り込み、現場の精神保健福祉士や関連職種の方、当事者や家族の方にも役に立つシリーズになるよう工夫しています。

Ⅱ　各学問領域の背景を明確化すること

　新しい精神保健福祉士の養成カリキュラムは、旧カリキュラムが精神医学や精神保健学など、主に学問体系の分類に基づいて科目が構成されていたのに対して、精神科リハビリテーション学が相談援助の展開に位置づけられるなど、主に知識や技術の体系によって分類されています。

　精神科ソーシャルワークの領域は多くの学問分野が相互に乗り入れる領域のため、複数の学問領域から実践技術を取り入れています。

　しかし、それぞれの学問分野には、独自の価値や理念が存在しています。

　精神科ソーシャルワーカーは、一方でソーシャルワーク独自の技術と他分野から取り入れた技術とを峻別しながら、一方で他分野の技術をソーシャルワークの価値と理念のもとに統合していく必要があります。

　したがって、本シリーズでは種々の理論や援助技術の学問背景をできるだけ明確にしながら紹介していきます。

編集者一同